Studien

zur

Medicinal-Reform

von

Dr. Otto Schraube.

Berlin.
Druck und Verlag von Georg Reimer.
1867.

Die

vier Propositionen

des

Professor H. E. Richter

in der Versammlung deutscher Naturforscher und Aerzte in Hannover.

Besprochen von

Dr. Otto Schraube,
königl. Kreisphysicus in Querfurt.

[Separat-Abdruck aus Göschen's „Deutscher Klinik“ 1867, No. 8 u. ff.]

Die aufgestellten Propositionen, welche die Stellung der Aerzte im Staate betreffen, lauten: Es ist wünschenswerth:

1) dass der ärztliche Stand eine vom Staate anerkannte Körperschaft bildet;
2) dass diese Körperschaft das Recht besitze, ihre Berufsangelegenheiten selbstständig zu berathen und zu verwalten;
3) desgleichen an der öffentlichen Gesundheitspflege Theil zu nehmen;
4) desgleichen mittelst selbstgewählter Abgeordneter bei den Staatsregierungen vertreten zu sein.

Die Wichtigkeit des Gegenstandes — da diese Propositionen die Grundzüge einer Medicinalverfassung enthalten — liess mich der Betrachtung dieser Propositionen näher treten. Zur Veröffentlichung dieser Betrachtungen sah ich mich um so mehr genöthigt, als bei den verschiedenen Discussionen über eine Reform des ärztlichen Standes die verschiedensten Ansichten zu Tage getreten sind, indem der Eine auf diese, der Andere auf jene Weise Abhülfe zu schaffen vorschlug. Meist waren aber diese Vorschläge nur partielle, diesen oder jenen Missständen in dem ärztlichen Stande zu begegnen; hier aber begegnen wir einem consequenten Gebäude einer gesammten Medicinalreform. Es ist daher um so wichtiger, diese Vorschläge zu beleuchten, damit nicht etwa die Reform auf einem Wege gesucht werde, der nicht alle Betheiligten zu befriedigen im Stande ist, der den thatsächlich bestehenden Verhältnissen nicht genugsam Rechnung trägt, dessen practische Ausführung durch in ihm selbst liegende Gründe nicht allseitigen Erfolg sichert. Indem ich nun diese Besprechung den gesammten Aerzten zur Erwägung biete, muss ich den einzelnen Propositionen näher treten.

I.

Zuerst die Forderung, dass der ärztliche Stand eine vom Staate anerkannte Corporation bilde.

Werfen wir in Bezug hierauf einen Blick auf die bestehenden Verhältnisse.

Gegenüber den vielfachen Klagen über die precäre Stellung des ärztlichen Berufs, über Inconvenienzen und Unzuträglichkeiten in den Beziehungen zu communaler und staatlicher Verwaltung, sowie zur Justizpflege, sehen wir die auffallende Erscheinung, dass nur in höchst einzelnen Kreisen und mit höchst beschränkten Zwecken sich ärztliche

Associationen bilden. Associationen, welche, stark in der Vereinigung, versuchen eine Abhülfe zu schaffen, Associationen mit der ausgesprochenen Absicht, durch die Vereinigung dem Publicum oder gar dem Staate gegenüber eine Macht zu bilden, und auf dem Wege genossenschaftlicher Selbsthülfe Abhülfe der Grund- und Hauptbeschwerden zu schaffen, finden wir nirgends. — Keiner will da die Initiative ergreifen, Jeder weicht zaudernd zurück vor Schritten, bei denen er sich unsicher fühlt, ob er die Unterstützung seiner Standesgenossen nicht entbehren muss, trotz der Anerkennung ihrer Nothwendigkeit, vielleicht sogar ihrer Zweckmässigkeit. Wird es doch für unliebsam gehalten, in grösseren ärztlichen Versammlungen von der ärztlichen Misère auch nur theoretisch zu sprechen, sie gründlich zu erörtern und die Wege der Abhülfe zu discutiren. Höchstens raunt ein Arzt dem andern die gerade ihn betreffenden Beschwerden in's Ohr, aber weiter als in diess Gebiet der Erleichterung einer gepressten Seele kommt dergleichen nicht. Ein sprechendes Beispiel dafür bildet folgendes Vorkommniss: Vor einigen Jahren tritt ein Arzt auf der Strasse mit der grössten Entrüstung an mich heran, um mir mitzutheilen, dass man in der Apotheke ein von einem Barbier ge- und unterschriebenes Brechmittel angefertigt habe. Ich frage darauf, ob ich mich auf ihn als Augenzeuge berufen könne, um den Apotheker zu rectificiren. Nun weicht der Arzt scheu zurück und sagt, trotzdem dass er diese Uebertretung gesehen hat und sich beschwert fühlte (es war in seiner Kundschaft passirt): „nein, das mag ich nicht.“ Meine Antwort, die dahin lautete: „dann möge man mich mit Altemweibergewäsch zufrieden lassen,“ wird gewiss Jeder in der Ordnung finden. Vielleicht aber unbegreiflich, dass dieser selbe Arzt dem Barbier, von welchem ich es gelegentlich und zufällig erfahren habe, mittheilt, der Physicus sei sehr böse darüber, dass er ein Brechmittel verschrieben habe. Aehnliche Thatsachen, wenn auch nicht ganz so prägnant, könnte ich in Menge beibringen zum Beleg, auf wie verkehrte Weise die Beschwerden des ärztlichen Standes von den einzelnen Aerzten behandelt werden. In der Mehrzahl der Fälle kommt es aber gar nicht einmal dazu, dass sich ein Arzt zu dem andern über ärztliche Standesmisère ausspricht, er könnte ja einem Collegen eine Thatsache an die Hand geben, in der dieser ein Mittel fände, bedauerlich jenen klagenden anzusehen, und das gestattet die Concurrenz nicht. So kommt es denn, dass man, wenn zwei oder mehrere Aerzte zusammen sind, kaum jemals vom ärztlichen Standesinteresse als solchem sprechen hört. Vielmehr wird der Eine vor dem Andern seiner vielen Geschäfte erwähnen und mit seinen interessanten Fällen prunken, oft genug mehr mit dichterischer Licenz, als den Thatsachen Rechnung tragend. Kommt dann ja einmal gelegentlich ein Uebelstand zur Sprache, der durch gemeinsame Maassregeln abgewandt werden könnte, so ist es wunderbar mitanzusehen, wie, selbst bei Uebereinstimmung in der Diagnose, eine nihilistische Therapie den sonst recht geschäftigen Therapeuten als das allein Rathsame erscheint.

In jüngeren Jahren war ich geneigt, diese auffallende Erscheinung einer gewissen Depravation der Personen, welche dem ärztlichen Stande angehören, zuzuschreiben. Ich bitte wegen dieses Gedankens nachträglich meine Collegen um Entschuldigung. Die mildere Denkungsart reiferer Jahre und die gründlichere Ueberlegung haben mich gelehrt, dass die Ursache wohl tiefer zu suchen sein dürfte.

Die Medicin ist als Naturwissenschaft eine Feindin blinder Autorität. Die eigene Forschung und kritische Prüfung ist das Haupterforderniss für die Arbeit in der Wissenschaft, und mit Recht, wenn sie bei jedem Einzelnen im Zusammenhange stehen mit den Ergebnissen der Forschungen Anderer. Bei der Mehrzahl der ausübenden Künstler gestaltet sich aber diess Grundprincip der Medicin anders. Losgerissen von dem persönlichen Verkehr mit den Männern der Wissenschaft, oft genug — nicht gerade aus Nothwendigkeit — auch ausserhalb geistigen Verkehrs mit der Wissenschaft, sucht jeder einzelne Künstler seinen eigenen Weg auf dem dornenvollen Pfade ärztlicher Praxis. Er muss in seinem Handeln meist auf sich allein stehen, und wird es auch meist in seinem Denken thun. Dabei entwickelt sich denn in dem einzelnen Heilkünstler ein Individualismus, der ihn jedem genossenschaftlichen Bewusstsein entfremdet, und der durch den „Krieg Aller gegen Alle," wie der Erwerb des Lebensunterhaltes in der Concurrenz es gebietet, nur verstärkt wird. Am deutlichsten und zugleich widerwärtigsten tritt dieser Individualismus bei den sogenannten gewiegten Practikern der kleinen Städte und des platten Landes auf. Sie schreiten einher wie der Gott Aesculap selber, unbedingte Autorität für sich fordernd nicht blos von der blinden Schaar staunender Laien, sondern auch von der misera plebs der weniger durch Fortuna's Launen begünstigten Collegen, das sprechendste Bild der subjectivsten Subjectivität. Zu diesem Bilde stehen nun die anderen Heilkünstler, die Dii minorum gentium, nicht im Gegensatz, sondern sie erscheinen nur als die Strebenden nach dem Ziele, welches ihnen in dem gewiegten Practiker als leuchtendes Vorbild vorschwebt. Die einen suchen durch Unterwerfung unter ihr Vorbild, die anderen durch Opposition gegen ihn, die dritten durch Nachahmung seiner Manieren und seines Auftretens sich unter einander den Rang abzulaufen; Alle aber beseelt der eine Wunsch, sobald als möglich selbst ein gewiegter, d. h. von der Gunst des Publicums getragener Practiker zu werden. Dass dabei wenig von der Wissenschaft die Rede ist, versteht sich von selbst; läuft doch die Kunst des Practikers darauf hinaus, die besten und am schnellsten wirksamen Mittel zu gebrauchen, um ein gesuchter, wenn auch nicht gerade ein guter Arzt zu werden.

So wirken denn viele Momente zusammen, um in der überwiegenden Mehrzahl der Aerzte gar kein Genossenschaftsbewusstsein emporwachsen zu lassen, und die thatsächlichen Verhältnisse, in denen der ärztliche Stand lebt, zeigen es deutlich, dass genossenschaftliche Elemente, welche für die Standesinteressen wirksame Sorge bekunden, vollkommen fehlen. Die verschiedenen Vereine für Heilkunde sind rein wissenschaftlicher Natur und beweisen nichts gegen die aufgestellte

Behauptung, sondern nur das, dass es auch unter den practischen Aerzten Männer giebt, die in Gemeinsamkeit mit anderen Standesgenossen die Wissenschaft als solche zu fördern bestrebt sind. Für die überwiegende Mehrzahl der practischen Aerzte existiren auch diese Bestrebungen nicht.

Obgleich ich oben den Mangel genossenschaftlicher Elemente im ärztlichen Stande als naturwüchsiges Product der bestehenden Verhältnisse zu erklären versucht habe, so ist doch eine andere Frage, ob derselbe durch den ärztlichen Beruf als solchen nothwendig geboten ist. Ich wage es nicht, diese Frage zu bejahen oder zu verneinen: Soviel aber steht fest, dass der Staat genossenschaftliches Bewusstsein nicht schaffen kann, wo es nicht vorhanden ist. Tritt dasselbe deutlich und thatkräftig hervor, so wird er es unterstützen können, am wirksamsten dadurch, dass er einer solchen Genossenschaft die Rechte einer Corporation verleiht. Für jetzt aber ist der Staat gar nicht in der Lage, eine ärztliche Corporation anzuerkennen, denn es fehlt die Vorbedingung, das Vorhandensein einer ärztlichen Genossenschaft. Wenn aber Personen, die weiter nichts mit einander gemeinsam haben, als dass sie Standesgenossen sind, verlangen zu einer Corporation zusammengeschlossen zu werden, so mögen sie sich wohl hüten, eine solche Forderung auszusprechen; sie verlangen damit nichts Anderes wie den Zunftzwang und sie setzen sich von vornherein in ein Abhängigkeitsverhältniss zum Staate, das in unserem Jahrhundert nicht einmal das Handwerk vertragen kann, viel weniger die freie Kunst der Heilwissenschaft wird vertragen können. Die thatsächlichen Verhältnisse würden sich bei Einführung einer solchen Corporation, wenn die Theilnahme der Aerzte eine freiwillige, wie nach der neuen sächsischen Medicinalordnung ist, bald dahin stellen, dass zu den Versammlungen, welche die der Corporation eingeräumten Rechte ausüben sollen, bald die Hälfte, später vielleicht noch weniger der Berechtigten erschienen, — wenn aber die Theilnahme eine gezwungene, wie in Braunschweig ist, dass, wenigstens in grösseren Verhältnissen, über eine abscheuliche Tyrannei geklagt werden würde.

Darum kann ich zu dieser Forderung nur sagen, dass zuerst und vor allen Dingen der ärztliche Stand bei sich und aus sich selbst genossenschaftliches Standeswesen zu pflegen hat. Ein Streben, das jedenfalls für den Stand, aber auch für die übrigen Staatsangehörigen segensreiche Früchte zu tragen im Stande ist. Ist diess in lebenskräftigen Erscheinungen zu Tage getreten und erscheint es dem Stande dennoch wünschenswerth, so wird der oder den ärztlichen Genossenschaften auch die staatliche Anerkennung als juristische Persönlichkeit nicht fehlen. Bis dahin aber wird der ärztliche Stand darauf verzichten müssen, Ansprüche zu erheben, die wesentlich sein Standesinteresse allein betreffen, um so mehr, als er andere Forderungen an den Staat zu machen hat, die nur ärztlicherseits erhoben und begründet werden können, deren Wirkungen aber allen Staatsangehörigen zu Gute zu kommen bestimmt sind.

II.

Mit der Negation der Möglichkeit einer ärztlichen Corporation fallen eigentlich die übrigen Forderungen von selbst. Allein ich muss auch diesen näher treten, da mir entgegnet werden könnte, ich hätte zu schwarz gesehen, und es bedürfe nur eines vom Staate ausgehenden Antriebes, um alle im ärztlichen Stande vorhandenen genossenschaftlichen Elemente zur Blüthe zu bringen, andererseits um darzulegen, ob die ärztliche Corporation überhaupt der geeignete Weg ist, um die vorhandenen Missstände in der Stellung des ärztlichen Standes zu beseitigen.

Die Corporation soll ihre Berufsangelegenheiten selbstständig berathen und verwalten.

Wir müssen uns also zuerst darüber verständigen, welches diese Berufsangelegenheiten sind.

Soll die Corporation die angehenden Aerzte prüfen und die Praxislicenz ertheilen, oder auch nur das letztere allein?

Schon an sich würde es Schwierigkeiten haben, die zur Prüfung zu delegirenden Mitglieder der Corporation, welche doch stets eine gewisse geographische Ausdehnung, z. B. die eines preussischen Regierungsbezirks haben müsste, auf die Länge der Zeitdauer eines medicinischen Examens an Einem Orte zu vereinigen, oder man müsste nur Aerzte, die in einer grösseren Stadt des Corporationsbezirks sesshaft sind, delegiren. Letzteres würde, bei einer so beschränkten Wahl, die Idee einer Prüfung durch die Corporation illusorisch machen und nur dem Namen nach existiren lassen. Nicht viel anders würde es sich verhalten, wenn die Gewählten der einzelnen Corporationsbezirke wieder andere Personen wählten, welche für das ganze oder einen Theil des Staatsgebietes die Prüfungen abzuhalten hätten.

Es ist hierbei auch noch die Vorfrage zu erörtern, ob Universitätsprofessoren, Universitätsdocenten und Staatsärzte, wo letztere existiren, Mitglieder der ärztlichen Corporation zu sein haben oder nicht?

Ich glaube, dass diese Frage unbedingt zu verneinen ist; denn die ersteren gehören bereits einer anderen Corporation an, die wenig geneigt sein wird, ihre selbstständige Existenz aufzugeben, um in die allgemeine Corporation der Aerzte aufzugehen, alle insgesammt aber verfolgen mit ihrem Hauptlebensberuf andere Zwecke, als die practicirenden Aerzte. Sie gehören also deshalb nicht in eine Corporation, welche die Berufsangelegenheiten der Aerzte umfassen soll, und eine Mitgliedschaft für einzelne Zwecke, welche die Corporation verfolgt, ist als Halbheit zu verwerfen.

Für die Stelle der Examinatoren bleiben also nur practische Aerzte; und da wollen wir, falls nicht eine bedeutende Centralisation in den Prüfungsstellen stattfindet, so ehrlich sein und gestehen, dass, für viele selbst combinirte Corporationsbezirke, die Wahl von Examinatoren schwierig sein dürfte. Die überwiegende Mehrzahl der practischen

Aerzte wird, bei dem besten Willen und dem eifrigsten Streben, nicht im Stande sein, den umfassenden wissenschaftlichen Standpunct sich zu erhalten, der nothwendig erfordert werden muss für diejenigen, welche als Examinatoren für angehende Aerzte fungiren sollen.

Es wird daher unter den Mitgliedern der ärztlichen Corporation nur schwer das Personenmaterial gefunden werden, um die Prüfungen junger Aerzte vorzunehmen. Noch schlimmer aber steht es mit dem sachlichen Prüfungsmaterial.

Niemand hält es gewiss für möglich, einen jungen Arzt behufs der Praxislicenz zu prüfen, ohne dass man seine Kenntniss des menschlichen Körpers durch die Section einer Leiche, seine chirurgische Geschicklichkeit durch Operation an der Leiche erforscht, ohne dass man seine Fähigkeit, chirurgische und innere Kranke zu behandeln, einen Geburtsfall zu absolviren, am Kranken- resp. Gebärbette prüft. Daher ist es selbstverständlich, dass diese Prüfungen nur da vorgenommen werden können, wo Leichen zu Gebote stehen, chirurgische und innere Kranke, sowie Gebärende in grösserer Anzahl vorhanden sind. Diess Gesammtmaterial ist aber nur auf Universitäten und in deren Instituten vorhanden. Daher ist es ferner naturgemäss, dass die ärztlichen Prüfungen behufs Erlangung der Praxislicenz von den Mitgliedern der medicinischen Facultäten abgenommen werden, und es erscheint vollständig ausreichend, wenn dem Stande der practischen Aerzte die Concession, wie in dem preussischen Prüfungsreglement, gemacht ist, dass in allen Fächern neben einem Universitätsprofessor ein practischer Arzt der Universitätsstadt als Examinator fungirt.

Für jetzt wählt allerdings die oberste medicinische Behörde des Staates die Examinatoren aus, und dagegen könnte der Stand der Aerzte seine Einwendungen machen. Allein eine Emancipation vom Staate wird er am wenigsten dann erlangen, wenn seine erste Forderung die der Ertheilung von Corporationsrechten ist und er dann zu einer Prüfung durch die Corporation gelangt. In dem Puncte der Prüfungen dürfte sich als ein viel geeigneterer Emancipationsschritt erweisen, wenn die Prüfungscommission, mit der Bestimmung möglichst alljährlichen Wechsels der Personen, aus dem Schoosse der medicinischen Facultäten und mit Zuziehung practischer Aerzte, durch eigene Wahl der Facultäten hervorginge, und wenn mit Bestehen dieser Prüfung der Doctorgrad verliehen würde, der als solcher eo ipso die Praxislicenz in allen deutschen Landen gewährte. Alle deutschen Universitäten müssten sich natürlich über das Prüfungsmaass verständigen und das Recht besitzen, durch Delegirte sich von dem Innehalten dieses Maasses an anderen Universitäten zu überzeugen.

Freilich wird die Ausführung dieser Idee noch in weitem Felde liegen, aber man schaffe nicht inzwischen in kleineren deutschen Ländern, wo die corporative Zusammenschliessung der practischen Aerzte eher möglich ist, als in grossen, und wo beim Mangel einer Landesuniversität die Uebertragung gewisser Functionen und auch der Prüfungen junger Aerzte an die geschaffene Corporation sich naturgemässer ergiebt, neue Hindernisse, welche der Einigung einer so cosmopolitischen Wissenschaft und Kunst, wie die Medicin ist, wenigstens in deutschen Ländern entgegentreten könnten.

Nach Absolvirung einer solchen Prüfung wäre es ein Superfluum, wenn man dem jungen Arzt noch die Inscription bei der Corporation oder eine andere Förmlichkeit auferlegen wollte, bevor er die Praxis antreten darf. Wollte man es aber in das Belieben der jungen Aerzte stellen, diese Förmlichkeit zu erfüllen oder nicht, und vielleicht nur im letzteren Falle die Ausübung der der Corporation zugesprochenen Rechte ihnen versagen, so würde es gewiss bald neben zünftigen viele nichtzünftige Aerzte geben; eine neue Erscheinung, die gewiss manche neue Unzuträglichkeit mit sich führen würde. Die Ausstellung einer Approbation, wie sie jetzt der Staat ertheilt, wird wohl die Corporation nicht beanspruchen nach einem Examen, wie das oben in Aussicht genommene, über dessen Bestehen resp. Nichtbestehen jedenfalls die Facultät ein Certificat auszustellen haben würde. Etwas anderes ist die Feststellung des Medicinal-Personenstandes, welche jetzt durch Meldung beim Physicus im Falle der Domicilirung geschieht, und die unter allen Umständen beibehalten, ja dahin verändert werden muss, dass der Arzt, wenigstens bei der ersten Domicilirung, unter Ueberreichung der ihn angehenden Verordnungen im Medicinalwesen, auf Beobachtung derselben hingewiesen wird.

Soll die Corporation die Gebühren für ärztliche Dienstleistungen festsetzen?

Wenn diess für jeden einzelnen Fall geschehen sollte, so würde daraus eine unendliche Arbeitslast erwachsen, die kaum zu bewältigen sein dürfte; es könnte sich also nur darum handeln, dass die Corporation ein für alle Mal gültige Taxbestimmungen der verschiedenen ärztlichen Dienstleistungen festsetzte und auf Erfordern die Liquidationen einzelner Aerzte unter diese allgemeinen Bestimmungen endgültig subsumirte.

Wir kommen in dieser Sache zu einer Vorfrage, die öfter im ärztlichen Stande aufgeworfen worden ist, nämlich ob eine Taxe für ärztliche Dienstleistungen überhaupt möglich und ob sie nothwendig sei. Diejenigen, welche bereits die erste Alternative verneinen, stellen sich auf einen Standpunct höchst idealer Anschauung. Man kann ihnen, unbeschadet anderer Ansicht, darin Recht geben, dass es manche, ja vielleicht sehr viele ärztliche Dienstleistungen giebt, deren Werthschätzung in Geld gar nicht möglich ist, dass dieselbe Dienstleistung, von diesem oder von jenem Arzt geleistet, eine himmelweit verschiedene ist, dass selbst in der Art ärztlichen Handelns im Allgemeinen, je nach der Person des Handelnden, ein unendlicher Unterschied liegt. Denn, wenn irgendwo, so bewährt sich in der practischen Heilkunst die Wahrheit des alten Spruches: „Duo quum faciunt idem, non est idem.“ Welcher Arzt aber wollte sich sein tieferes Eindringen in das Gemüthsleben seiner Clienten, das allerdings oft von dem grössten Einfluss auf baldige und sichere Heilung ist, extra in der Bezahlung anrechnen! Seine Dienste würden gerade dadurch aufhören, „unschätzbare," d. h. in einem von der vollen Humanität der ärztlichen Kunst durchdrungenen Geiste geleistete zu sein.

Auf diesen Standpunct aber darf man sich nicht stellen, wenn von der geschäftlichen Seite einer Kunst die Rede ist; denn dann liegt die Unmöglichkeit vor, ärztliche Dienste durch Dritte, sei es ex post oder im Voraus, abschätzen zu lassen. Eine Taxbestimmung aber für ärztliche Dienstleistungen kann freilich von vornherein nie darauf gerichtet sein, den entsprechenden Dienst seinem vollen Werthe nach abzuschätzen, sondern nur darauf, die nothwendige technische Geschicklichkeit, die aufgewendete Zeit und die zur Ausführung erforderliche Arbeit in Rechnung zu bringen. Diese drei Momente sind aber Factoren, mit denen sich rechnen lässt und mit Rücksicht auf welche Taxbestimmungen sich entwerfen lassen. Ein Weiteres wird eine ärztliche Taxe nicht berücksichtigen können und auch nicht dürfen, weil sie für das Gros der gesammten Heilkünstler bestimmt ist; der Individualität des einzelnen Künstlers kann sie keine Rechnung tragen, höchstens dem Stande und den Vermögensverhältnissen der Patienten, indem sie Minimal- und Maximalsätze für jede Dienstleistung aufstellt.

Die Möglichkeit einer Taxe für Medicinalpersonen wäre also dargethan. Es handelte sich nur darum, ob ihre Existenz nothwendig sei.

Der Theorie nach ist es sehr wohl denkbar, dass der Arzt für jeden einzelnen Krankheitsfall sein Honorar mit den betreffenden Personen vereinbart. Bei gewissen Specialisten in Paris soll es sogar gebräuchlich sein, dass jeder sich meldende Kranke gefragt wird, ob er in Bausch und Bogen oder nach den einzelnen Dienstleistungen honoriren wolle. Aber gehen wir in die Praxis. Wie würde es dem Gefühl der meisten deutschen Aerzte widerstreben, zuerst, vor jeder Behandlung, das Honorar zu bedingen! Wie würde es sich ausnehmen, wenn ein Arzt zu einem schwer Erkrankten, oder zu Einem, der schneller Hülfe bedarf, gerufen, zuerst um das Honorar feilschen wollte! Gewiss würden wir alle diess unwürdig finden. Ein Arzt wird also oft genug, vielleicht stets in der Lage sein, sein Honorar nicht vor dem geleisteten Dienste festsetzen zu können, und nachher — wir practicirenden Aerzte wissen ja Alle, wie verschieden das Gesicht und die Stimmung unserer Clienten ist, je nachdem sie Hülfe von uns erwarten, oder einen Blick auf unsere Liquidation werfen — was bleibt dem Arzte da übrig bei dem Mangel von Taxbestimmungen und wenn Differenzen über das Honorar entstehen, als auf das Gutachten von Sachverständigen zu provociren. Für diesen Fall wäre allerdings das Eintreten einer Corporation von Wichtigkeit, um ein Verhandeln mit Gutachten, vielleicht Gegengutachten und Obergutachten vor dem Forum der Gerichtshöfe zu vermeiden — falls die Corporation das staatlich ihr zugesprochene Recht hätte, endgültig die Liquidation der Aerzte festzusetzen.

Aber, fragen wir uns da selbst, ist nicht eine bestehende Taxe für Medicinalpersonen besser. Es wird damit jede Weitläufigkeit, jeder Hintergedanke des demnächst zur Zahlung gezwungenen Patienten abgeschnitten, und es ist wahrlich nicht abzusehen, welcher Nachtheil dem ärztlichen Stande aus dem Bestehen einer Taxe erwachsen soll, nur muss dieselbe nicht mit der Bedingung absoluter Geltung für alle Fälle emanirt und eine Forderung über der Taxe nicht eo ipso ungültig oder gar strafbar sein. Sie wird also wesentlich für streitige Fälle in Wirksamkeit treten, und da wird sie eher eine Wohlthat als ein Nachtheil für die Aerzte sein, vorausgesetzt dass ihre Preisansätze den oben als in Rechnung zu stellenden Factoren entsprechen, und dass nicht, wie in manchen kleinen deutschen Staaten, ganz ausserhalb der Dienstleistung liegende Verhältnisse mit in Anrechnung gebracht werden, um die Taxbestimmungen herabzudrücken. Als Muster einer solchen Taxe kann die Taxe für preussische Medicinalpersonen vom 21. Juni 1815 noch heute gelten, nur müsste in einzelnen Positionen eine Revision nach dem jetzt veränderten Geldwerth stattfinden und eine feste Bestimmung für Entfernungs-Entschädigung darin ausgesprochen sein.

Eine solche Taxe, die, wie die preussische, als Gesetz promulgirt ist, hat dann den grossen Vortheil für die Aerzte, dass mit ihrer Unbekanntschaft sich Niemand entschuldigen kann. Es werden daher gewiss die Mehrzahl der Aerzte ihre streitigen Forderungen lieber nach einer gesetzlichen Taxe, als nach dem Gutachten einer ärztlichen Corporation beitreiben. Nur eine Forderung haben die Aerzte bei dem Bestehen einer gesetzlichen Taxe noch zu erheben, nämlich die, dass sie auf Liquidationen nach der Taxe, ähnlich wie die Rechtsanwälte, sofort bei den Gerichten des Landes ein executives Mandat nachsuchen können, ohne erst den Weg der Klage beschreiten zu müssen. Die Einwendungen bleiben dem Betheiligten auch gegen das Mandat, wie bei den Rechtsanwälten; aber der Richter hat auf die eingereichte Liquidation, wenn sie die Taxbestimmungen anzieht, ohne weitere Prüfung, wie es bei den Rechtsanwälten geschieht, das Mandat zu erlassen. Denn so wie jetzt die zwangsweise beizutreibenden ärztlichen Honorare gerichtsseitig und in den Händen gegnerischer Advocaten behandelt werden, verzichtet die Hälfte der Aerzte lieber auf ihren Verdienst und lässt ihre Forderungen ganz schwinden, weil ihre Zeit durch Abwartung gerichtlicher Termine, nur um zu gerechten Forderungen zu kommen, noch überdiess verdorben wird.

Für die Beitreibung ärztlicher Forderungen wird wohl Niemand eine ärztliche Corporation als Mittelsperson in Anspruch nehmen wollen. Dazu sind am geeignetsten freie Vereinigungen, wie sie in Berlin existirt haben oder noch existiren, welche gemeinsam einen Anwalt für diese Geschäfte engagirt und auf diese Weise viele für verloren gehaltene Posten für ihre Mitglieder gerettet haben.

Soll die Corporation die ärztlichen Standesinteressen gegen die Einmischung Unbefähigter und unter den Angehörigen des Standes selbst wahren?

In Bezug auf ersteres handelt es sich um die Quacksalberei in ihrem verschiedenartigen Auftreten.

Es ist unleugbar, dass die Quacksalberei eins der grössten Hindernisse der Ausbreitung heilkünstlerischer Thätigkeit ist, und dass der ärztliche Stand das höchste Interesse daran hat, dass derselben entgegengetreten werde, nicht allein, weil seine materiellen Interessen durch dieselbe vielfach geschädigt werden, sondern ebenso sehr, ja fast noch mehr, deshalb, weil er nicht wünschen kann, Krankheiten, welche durch pfuscherische Behandlung verschleppt oder verschlimmert sind, zur Behandlung zu überkommen, und so die Wirksamkeit seines Handelns wesentlich getrübt zu sehen.

Ehe aber erörtert wird, wie die Wirksamkeit der Corporation nach dieser Seite hin sich gestalten würde, ist vorab der Begriff der Quacksalberei, welche hier in Frage kommt, festzustellen.

Wenn ein Laie in Krankheitsfällen seiner eigenen Person oder der Angehörigen seiner Familie selbst den Arzt spielt, so werden wir darin zwar eine Quacksalberei sehen müssen, allein es wäre ein unendlicher Eingriff in die Rechte der Persönlichkeit, wollten wir ihm diess verbieten. Selbst wenn ein Laie einem Fremden einen guten Rath ertheilt, der auf eine Krankheit Bezug hat, so müssen wir zwar meist seine dummdreiste Verwegenheit anstaunen, aber wir können ihn nicht als einen strafbaren Quacksalber brandmarken. Wollten wir diess thun, dann könnten wir nur gleich getrost die gute Hälfte der gesammten ärztlichen Laien unter die Quacksalber rubriciren. Ist es doch vielen Personen ein wahrer Genuss, sobald ihnen von irgend einem körperlichen Leiden erzählt wird, sofort mit einem Rathe bei der Hand zu sein. Allen diesen Personen kann man zwar vorwerfen, dass sie vom Gefühl aus getrieben handeln, ohne den Verstand genugsam zu Rathe zu ziehen, allein sie mit Amtsmiene oder Amtsautorität zu rectificiren, wird wohl Niemandem einfallen. Man würde dadurch in den meisten, wenn auch nicht in allen Fällen eine der edelsten Seiten des menschlichen Herzens, das helfende Mitgefühl, verletzen.

Anders verhält es sich mit den Laien, welche bei Fremden die Leitung ganzer Krankheiten übernehmen; anders mit denen, welche sich als Personen bekannt machen oder bekannt sind, an die man sich promiscue um ärztlichen Rath wenden kann; anders mit denen, welche bestimmte, von ihnen angeblich oder wirklich erfundene Mittel als Arzneien gegen diese und jene Krankheit ausposaunen; anders mit denen, welche als Harnbeschauer, Sympathiedoctoren, ungeschulte Homöopathen u. a. m. dem gläubigen Publicum ihre Dienste anpreisen, oder, schon in höherem Rufe stehend, darum angegangen, leisten; sie alle sind, mögen sie nun mit mehr oder minderer Decenz auftreten, mögen sie unentgeltlich (!) — aber doch wohl nicht ohne Geschenke, wenn auch oft halb in Form eines religiösen Opfers — oder gegen baare Geldmittel ihre Dienste leisten, Schmarotzerpflanzen, welche, um den Baum der Heilkunst sich windend, dessen Gedeihen hindern, sie alle schaden, sei es positiv durch ihr Handeln, oder negativ durch das, was in Folge ihres Handelns unterlassen wird, jedenfalls aber dadurch, dass sie die Würdigung rationeller Heilkunst im Publicum zu untergraben bestrebt sind. Dem Treiben dieser Quacksalber muss entgegengetreten werden, im Interesse der Leidenden selbst, wie ihres Geldbeutels. Es fragt sich nur, wie und mit welchen Mitteln.

Die jetzigen Zustände, in welchen man, gegenüber der massenhaften Existenz solcher Pfuscher, nur in äusserst seltenen Fällen von der Anwendung der §§. 199 und 345 No. 2 des preussischen Strafgesetzbuches, und nie von der Anwendung des §. 100, der oft genug auf die Reclamen der Geheimmittelkrämer passt, etwas hört; in welchen man obrigkeitliche Concessionen der verschiedensten Art für die Person oder die Waaren solcher Pfuscher ertheilt, sind unhaltbar, wenn man nicht dem laisser faire und laisser passer in unbedingter Consequenz huldigen will. Mag man diess Princip als ein richtiges für Handel und Gewerbe anwenden, aber für die Heilkunst passt es nicht. Ob ein Schuster gutes oder schlechtes Schuhwerk liefert, ob ein Kaufmann gute oder schlechte Waare feil hält, vermag ein jeder Consument zu beurtheilen, ob aber ein ärztlicher Rath, ein gereichtes Arzneimittel gut oder schlecht sei, vermag selbst der gebildete Laie, oft nicht einmal der persönlich fernstehende Techniker zu ermessen. Darum kann man die Heilkunst, obgleich sie in ihrer Ausübung eine gewerbliche Seite hat, nicht mit derselben Elle messen, wie andere Gewerbe. Thut man es dennoch, nun dann ist die practische Consequenz, dass man weder den Nachweis einer bestimmten technischen Ausbildung, noch einer Prüfung von dem ausübenden Heilkünstler verlangen darf. Diess die Zustände in den Vereinigten Staaten von Nordamerika, gegen welche auch dort wegen ihrer Unzuträglichkeit eine starke Reaction sich zu regen beginnt. Bei uns in Deutschland aber sind die Zustände anders. Man verlangt, man besitzt eine Wohlfahrtspolizei, freilich — aus später näher zu erörternden Gründen — eine unzureichende, und man überlässt die Sisyphusarbeit des Kampfes gegen diess Pfuscherthum am liebsten den einzelnen Heilkünstlern, ohne sie zu unterstützen durch irgend welche Autorität, oft genug noch ihren Kampf erschwerend durch Aufstellung juristischer — vom juristischen Standpunct vielleicht, vom wohlfahrtspolizeilichen aber selten gerechtfertigter — Spitzfindigkeiten.

So ist es denn bei uns dahin gekommen, dass obrigkeitliche Warnungen, ja Erkenntnisse gegen Pfuscher als eben so viel Unterstützungsmittel fernerer Reclame benutzt werden. Der über solche Sachen denkende Arzt steht bedenklich über diese Erscheinungen den Kopf schüttelnd da, der nur seinem Erwerbe nachgehende Arzt macht seinen Unmuth in wirkungslosen Zornesausbrüchen kund, alle aber fühlen sie diesem feindlichen Elemente gegenüber sich machtlos, vielfach auch rathlos.

Etwas mehr als der einzelne Arzt möchte gegen diess Treiben vielleicht die als Corporation zusammengeschlossene Gesammtheit der Aerzte ausrichten. Allein auch die Corporation als solche hätte nicht einmal die Macht, welche die Zünfte im Lager der „Pfuscher und Böhnhasen“ hatten, wenn ihr keine obrigkeitliche Machtvollkommenheit beigelegt würde. Sie würde mit etwaigen Warnungen an das Publicum noch überdiess der Verdächtigung geschäftlichen Neides, was bei den jetzigen, von der aus Nichttechnikern bestehenden Polizei ausgehenden Warnungen weniger der Fall sein sollte, ausgesetzt werden, und im Angehen der aus Laien bestehenden executiven Polizeibehörden und Staatsanwaltschaften würde sie demselben Verständnissmangel begegnen, wie diess jetzt oft genug der Fall ist.

Es ist aber auch die Verfolgung resp. Unterdrückung der Medicinalpfuscherei überhaupt nicht Sache des heilärztlichen Standes, sondern die Aufgabe der Wohlfahrtspolizei im Staate. Das Streben der Aerzte muss daher dahin gehen, nicht, dass sie die Sorge für medicinische Wohlfahrtspolizei von den Schultern des Staates auf die eigenen nehmen, sondern dass sie staatliche Einrichtungen von Wirksamkeit für dieselbe fordern, sei es durch Schaffung bestimmter Mittelspersonen oder Einrichtung einer wirklichen Administrativjustiz. Um diese Forderung, zu der sich noch die fernere gesellt, dass bessere und wirksamere Strafbestimmungen gegen die Medicinalpfuscherei erlassen werden, zu erheben, bedarf es keiner ärztlichen Corporation; denn dieselbe wird immer nur als Petition an die gesetzgebende Gewalt im Staate geltend gemacht werden können. Von der energischen Theilnahme des ärztlichen Standes an einer solchen, die durch eine Corporation nicht hervorgerufen werden kann, wird es abhängen, ob diese, im gleichen Interesse der Heilkunst wie des allgemeinen Wohles zu erhebende Forderung an der maassgebenden Stelle zur Anerkennung kommt.

In Betreff des zweiten Punctes, Wahrung der Standesinteressen unter den Angehörigen des Standes selbst, handelt es sich im Wesentlichen um alle die Angelegenheiten, welche in Beamtenkreisen als Disciplinarsachen bezeichnet werden.

Hier läge möglicherweise der Kern-, vielleicht der einzige Punct, für welchen das Bestehen einer ärztlichen Corporation von wesentlicher Bedeutung wäre, nämlich die Bildung ärztlicher Ehrenräthe. Diese verlangen allerdings als Vorbedingung eine fest constituirte, staatlich anerkannte Corporation, welcher jeder Arzt angehören muss, damit nicht bei etwa vorkommenden Disciplinarfällen das ehrenräthliche Verfahren in der Luft schwebt, weil es an Personen fehlt, die sich dem Spruche desselben unterwerfen müssen. Eine freiwillige Unterwerfung würde stets den Mangel haben, dass der sich schuldig Fühlende, wenn er merkt oder erfährt, dass ihm ein ehrengerichtliches Verfahren drohe — schleunigst die Mitgliedschaft der Genossenschaft oder Corporation aufgiebt. Kam doch vor Jahren ein solcher Fall in unserer Provinz vor. Ein Mitglied des ärztlichen Vereins wird vor den Ehrenrath dieser freiwilligen Genossenschaft gefordert; er scheidet in Folge dessen aus. Der Redacteur des Vereinsblattes erzählt darauf in dem Blatte des Vereins das Vorkommniss, wegen dessen die ehrenräthliche Untersuchung hatte stattfinden sollen, das Ausscheiden des Betreffenden und schliesst sein Referat mit der Reflexion: „Wer Butter auf dem Kopfe hat, muss aus der Sonne gehen.“ Der Ausgeschiedene ging die gewöhnlichen Gerichte mit einer Klage gegen den Redacteur wegen Ehrverletzung an und die Folge war die Verurtheilung des Letzteren zu 10 Thaler Geldbusse. Ein beklagenswerther Ausgang eines ehrenräthlichen Falles, der die oben als nothwendig aufgestellte Voraussetzung für die Existenz ärztlicher Ehrenräthe nur bekräftigt.

Da ich aber bisher selbst die Zweckmässigkeit einer Corporirung des ärztlichen Standes abgelehnt habe, so ist um so genauer zu prüfen, ob nicht wegen der Errichtung von Ehrenräthen sich die Nothwendigkeit ergiebt, ärztliche Corporationen zu schaffen.

Am besten wird diese Erörterung geschehen, wenn wir uns zu vergegenwärtigen suchen, worin die Thätigkeit der Ehrenräthe bestehen würde, mit anderen Worten, die ärztlichen Disciplinarsachen darzulegen.

Sie werden entstehen durch Verhalten der Aerzte gegen das Publicum, Verhalten unter sich selbst und Begehung der sogenannten Kunstfehler.

In der ersten Beziehung kommt die Verweigerung ärztlicher Hülfe zur Sprache, welche sogar mit einer etwas unbestimmten Einschränkung in Preussen zu einem Criminalvergehen gestempelt ist (§ 200 des Strafgesetzbuches). Die Auffassung der Verweigerung ärztlicher Hülfe als eines Criminalvergehens ist vollkommen unbegreiflich; denn mit der Phrase, dass einem Leidenden Hülfe gewährt werden müsse, ist die Sache nicht abgethan. Man betrachte die Kehrseite. Wie kommt der Staat dazu, von dem Arzte, gegen den er keinerlei Verpflichtung in Bezug auf Sicherung seines Erwerbes weder durch Beschränkung der Anzahl der Aerzte, noch Abgrenzung bestimmter ärztlicher Bezirke, noch irgend sonst unternommen hat, die Hingabe seiner Dienstleistung, also seiner Waare, unter strafgesetzlicher Verantwortlichkeit zu verlangen, ohne ihm in demselben Momente gewisse und sichere Entschädigung zu bieten? Es ist diese Bestimmung eine solche Anomalie, wie sie in ähnlicher Weise nicht wieder vorkommt, selbst nicht bei dem Apothekergewerbe, das durch Monopol und Taxbestimmung unter Verbot des Rabattirens einen starken staatlichen Schutz geniesst. Ein Apotheker braucht gesetzlich auch nicht eine erste Arznei ohne Baarzahlung abzugeben. So kann es denn kommen — und ich kenne solche Fälle — dass der in unbeschränkter gewerblicher Concurrenz lebende Arzt einem Kranken Hülfe leisten will, aber er erhält das Mittel dazu nicht von dem monopolisirten Apotheker, wenn er nicht neben seiner eigenen Waare noch das Viergroschenstück obendrein giebt, um die Forderung des Apothekers zu befriedigen. Macht es nun etwa einen Unterschied, dass die Waare des einen ein materielles Substrat, die des anderen eine Handlung ist? Oder erklärt sich die Bestimmung daraus, dass das ärztliche Handeln für viel wichtiger staatlicherseits angesehen wird, als die Arznei des Apothekers? Es giebt der Fälle genug, wo beides nothwendig zusammengehört, darum könnte, wenn höhere staatliche Rücksichten bei einer solchen Bestimmung maassgebend gewesen wären, man nur eine gleiche Bestimmung für den Apotheker erwarten. Diese fehlt aber, und zwar anomaler Weise gerade bei dem monopolisirten Gewerbe, wo sie allenfalls durch den Schutz des Monopols in ihrem Bestehen eine Rechtfertigung finden könnte. Es muss also bei Festsetzung dieser Bestimmung eine andere Anschauung gewaltet haben — und sie ist, dass man die Aerzte als mittelbare Staatsdiener ansieht. Diese Rubricirung der Aerzte stimmt aber keineswegs mit den bestehenden thatsächlichen Verhältnissen, und darum ist es eine naturnothwendige Consequenz, dass mit Wegfall der ratio legis auch das Gesetz selbst fallen muss [1]).

[1]) Noch bei der Vollendung dieses Aufsatzes beschäftigt, kommt ein practischer Fall für die Anwendung dieses Paragraphen vor.

Ein auf Grund desselben angeklagter Arzt war in erster Instanz freigesprochen worden. Auf die Appellation des Staatsanwalts ist diess Erkenntniss vom Criminalsenat des Appellationsgerichts in Naumburg dahin geändert, dass der Angeklagte zu 20 Thlr. Geldbusse, im Unvermögensfall zu einer Woche Gefängnissstrafe, und zu den nicht unerheblichen Kosten der Untersuchung verurtheilt worden ist. Objectiv war festgestellt worden, dass ein Arzt während der Nacht mit dem Bemerken gerufen worden war, dass in einer Tabagie eine Schlägerei stattgefunden habe und ein Mensch im „Verlöschen" sei, dass der Arzt, ohne über die näheren Umstände Erkundigung einzuziehen, seine Hülfe verweigert habe; dass in der bezeichneten Tabagie ein Mensch in Folge eines Schlages mittelst eines starken Stockes besinnungslos war, dass an ihm auch die Symptome einer Gehirnerschütterung (!?), nämlich Knirschen mit den Zähnen und Zuckungen der Extremitäten, wahrgenommen sind, und dass der von einem anderen Arzte verordnete Aderlass wegen der Zuckungen nicht hat ausgeführt werden können. Die Weigerung war zugestanden, der Angeklagte hatte aber eingewendet, dass er die Gefahr nicht erkannt, dass ihm diese auch nicht nachgewiesen, dass sie nicht einmal ernst und erkennbar mitgetheilt sei, dass aber auch andererseits vorherige anstrengende und ermüdende Berufsgeschäfte eine solche körperliche Ermattung erzeugt haben, dass die Hülfe überhaupt nicht habe gewährt werden können, und endlich, dass der Zustand des Kranken derartig gewesen wäre, dass die Anordnungen des Arztes unbefolgt hätten bleiben müssen. Das Superarbitrium des Medicinal-Collegiums hatte den speciellen Fall festgehalten und sich dahin ausgesprochen, dass bei einer Gehirnerschütterung ärztliche Hülfe nothwendig und beim Mangel einer solchen dringende Gefahr vorhanden sei. In den mündlich eröffneten Entscheidungsgründen wurde ausgeführt, dass unter „dringender Gefahr" der Zustand eines Menschen zu verstehen sei, bei welchem es sich um das Leben oder um solche bleibende Nachtheile, wie sie im §. 192 a. des Strafgesetzbuches angegeben, handle und bei welchem schleunige Anwendung äusserer oder innerer Mittel nach Anordnung des Arztes zur Beseitigung der Gefahr vom Standpuncte der ärztlichen Wissenschaft als wirksam und geboten erachtet werde; dass der Arzt nicht berechtigt sei, den Nachweis über das Vorhandensein dieses Zustandes zu fordern, dass vielmehr lediglich ihm überlassen werden müsse, sich davon Ueberzeugung zu verschaffen, dass ein derartiger Zustand nicht vorhanden ist; endlich dass die Ursachen etwaiger Behinderung nicht nur speciell angegeben, sondern auch nachgewiesen werden müssten, um die Erheblichkeit derselben bemessen und namentlich beurtheilen zu können, ob und welche Nachtheile die Hülfsleistung erzeugt haben würde.

Ein sprechendes Beispiel für die Nothwendigkeit der Aufhebung dieses Paragraphen.

Dem Arzte, der rein als ein Gewerbtreibender im Staate dasteht, wird nicht einmal erlaubt, ohne Nachweis erschöpft zu sein. Man denke sich also: ich stürze vor Kurzem gegen Abend in der Dunkelheit allein mit dem

Ebensowenig aber kann die Verweigerung ärztlicher Hülfe als ein zu ahndender Disciplinarfall aufgefasst werden; denn es widerstreitet der Logik, dass Jemand, weil er ein Gewerbe ausüben will, auch gezwungen werden soll, dasselbe unbedingt und überall auszuüben. Ein Advocat würde sich gewiss sehr wundern, wenn man ihm unter Androhung von Disciplinarstrafen die Annahme jedes ihm angetragenen Mandates aufgeben wollte, ja hier finden wir gerade die umgekehrte Bestimmung als gesetzlich bestehend. Nun frage ich aber, wenn man auch das Ablehnen von Clientelen unter gewissen Umständen, und es sind auch solche denkbar, dem Arzte nicht zur Pflicht machen will, warum man ihm die Annahme gebieten soll. Es giebt der Fälle so manche, wo den Arzt die für jeden Menschen bestehende Pflicht der Selbsterhaltung zwingt, eine ärztliche Dienstleistung, die von ihm ge-

Pferde. Nachts bekomme ich nun von der nicht sichtbaren Contusion unendliche Schmerzen. Ich werde zu einem Kranken gerufen (ich bin aber thatsächlich nicht gerufen), verweigere mein Erscheinen. Ich kann, da ich mich überzeugt hatte, dass nichts gebrochen oder verrenkt war, nicht nachweisen, dass ich Schmerzen hatte, auch am andern Tage sieht ein College (diess ist factisch) nichts, folglich falle ich der Strafe des §. 200 anheim.

Der zweitletzte Entscheidungsgrund enthält einen Mangel an Kenntniss von kleinstädtischer und ländlicher Praxis, da er gar nicht darauf Rücksicht nimmt, wie wir in unendlich vielen Fällen gezwungen sind, auf Berichte vom Stuhle aus zu curiren, nicht weil wir den Kranken nicht besuchen *wollen*, sondern weil es *nicht gewünscht* wird. Da darf es nicht Wunder nehmen, wenn wir in diese Behandlungsmethode verfallen, sobald uns nicht eine ganz directe Aufforderung zum Erscheinen zu Theil wird. Es wäre also jener Arzt nicht einmal durch eine mündliche Verordnung nach der Gewohnheit in ländlicher Praxis frei gewesen.

Der erste Entscheidungsgrund ist ein rein wissenschaftlicher, und, so weit er diess ist, muss er zugestanden werden, da nach dem kurzen Referat die Beurtheilung nicht möglich ist, ob wirklich Gehirnerschütterung vorhanden war. Aber der kleinstädtische Practiker hat dagegen einzuwenden, dass selbst für solche Fälle, wenn sie zu ungewöhnlicher Zeit vorkommen, der Landmann nicht blos zufrieden ist mit einer mündlichen Verordnung, sondern *nur* eine solche verlangt. Eine Ausnahme machen Schlägereien, bei denen es den Betheiligten darauf ankommt, weniger einen helfenden Arzt, als einen sachverständigen Zeugen zu gewinnen. Die Verletzungen, welche Personen in Schlägereien erhalten, sind in ihren Augen alle „erheblich," und doch ist es mir bei vielen derartigen Fällen passirt, dass ich nach Feststellung der Verletzung — die immer in den Augen der Betheiligten die Hauptsache bleibt — kaum noch nach einer Therapie gefragt bin. In früheren Jahren habe ich stets eilends solche Fälle untersucht, ja manchen Thaler für noch heute nicht erstattetes Fuhrlohn verlegt; allein durch eine 13jährige Erfahrung bin ich belehrt worden, dass 500 Procent Uebertreibung bei allen diesen Fällen zu Grunde liegt. Oft genug kam am folgenden Tage „der Todtgeschlagene" eine Stunde über Land zu mir. Da darf man es wahrlich einem Arzte in solchen Fällen von Schlägereien nicht verargen, wenn er nicht sofort aufspringt, um, was die Hauptsache ist, „ein nachträglicher Zeuge der That zu sein." Damit aber seine anderweitige Stellung als Therapeut nicht zum Zwecke, einen Zeugen zu gewinnen, gemissbraucht werde, hebe man den §. 200 auf. Denn nur in solchen Fällen wird er wirksam auftreten, d. h. denuncirt werden, wo einem zornigen Verletzten ein Zeuge für seine Misshandlung verloren geht.

fordert wird, abzulehnen, z. B. die eigene Krafterschöpfung, eigenes Unwohlsein ohne gerade ausgeprägte Krankheit, ja es giebt Fälle, wo es geradezu zur sittlichen Pflicht wird, einer an Einen ergangenen Aufforderung zu ärztlicher Hülfeleistung nicht Folge zu geben.

Folgende zwei, aus dem practischen Leben entnommene Fälle mögen diess klar machen. Ein Arzt wird aufgefordert von einer Person, ihr an den Masern krankes Kind zu besuchen. Zufällig hatte der aufgeforderte Arzt am Tage vorher die Ordination eines anderen Arztes für diess Kind in der Apotheke liegen sehen. Er fragt deshalb, warum man sich an ihn wende, und erhält zur Antwort: das Kind sei seit 8 Tagen krank, jener erste Arzt habe aber immer nur häusliche Ordinationen gemacht und das Kind noch nicht gesehen. Der Arzt erwiderte darauf der bei ihm erschienenen Person: sie möge den ersten Arzt direct auffordern — was noch nicht geschehen war — ihr Kind zu besuchen; er (der Arzt) sei nicht der Botengänger für zu bequeme Doctoren; wenn der erste Arzt diess aber verweigere, möge sie wiederkommen. — War diese Ablehnung nicht geboten im Interesse der eignen Person, oder soll die Disciplin den zweiten Arzt zwingen, zu gehen, weil jener erste zu bequem dazu gewesen, oder weil ihm keine directe Aufforderung zu einem Besuche gemacht war? Ich glaube, dass ein solcher Fall für ein ehrenräthliches Verfahren die höchsten Schwierigkeiten bietet, und dass man es besser dem Publicum überlässt, einen bequemen Arzt zu meiden, oder, wenn es diess nicht will, ihm wenigstens keine Handhabe durch bestehende Disciplinarvorschriften giebt, die Aerzte ohne jeden vernünftigen Grund, aus reiner subjectiver Willkür, einfach zu belästigen.

Der andere Fall ist noch prägnanter:

Der Physicus X., erst kurze Zeit am Orte ansässig, wird Abends 9 Uhr zu einer Geburt gerufen und geht, ohne sich nach weiteren Details zu erkundigen, in die Wohnung der Kreissenden. Er findet dieselbe im Bette und vor demselben die Hebeamme. Während der allgemeinen Untersuchung, die blasses, anämisches Gesicht, einen kleinen, fadenförmigen Puls, kurz äusserste Schwäche ergab, referirt die Hebeamme, dass der Arzt Z. die Frau, deren Geburtsthätigkeit am frühen Morgen begonnen hatte, bereits am Vormittage in Behandlung genommen habe. Er habe eine Placenta praevia constatirt, eine innerliche Arznei verordnet und ihr die Beobachtung der Kreissenden mit dem Befehl, Verschlimmerungen zu melden, aufgetragen. Um 3 Uhr Nachmittag habe sie den Arzt aufgesucht, er sei über Land geritten gewesen und sie habe bestellt, dass sie sein Erscheinen nach der Zurückkunft verlange. Um 5 Uhr sei sie wieder in die Wohnung des Arztes gegangen und habe dort erfahren, dass er, vom Lande zurückgekehrt, in der Stadt ausgegangen sei; um 7 Uhr, da der Arzt noch nicht erschienen, sei sie noch ein Mal in seine Wohnung gegangen und habe denselben Bescheid erhalten. Ebenso um $8\frac{1}{2}$ Uhr. Der Physicus X., in der Erwägung, dass die Constatirung der Kindeslage, welche ihm zum Handeln nothwendig gewesen wäre, unter den vorliegenden Umständen eine erhöhte Gefahr für die ohnehin schon gefährdete Wöchnerin bringen müsste, erklärte, der Arzt Z. müsse, da er in der Stadt sei, geholt werden, gab einige Orte an, wo derselbe zu finden sein dürfte, und entfernte sich, um nicht den Fall bei weiterem Abwarten gegen einen beim Publicum begünstigten Concurrenten als einen criminellen (§. 184) constatiren zu müssen, oder, technisch nicht gerechtfertigt, einzugreifen, damit den von einem anderen Arzte bereits vernachlässigten Fall auf sein Conto zu übernehmen, und sich diese Branche der Heilkunst vielleicht noch mehr in den Augen des Publicums vollständig zu ruiniren. Nach einer Viertelstunde ward der Arzt Z. in einer Gesellschaft aufgefunden, erschien und entband die Frau, welche eine halbe Stunde später eine Leiche war. Die Geistlichkeit, welcher der Todesfall gemeldet wurde behufs der Beerdigung, denuncirte den Physicus X. wegen verweigerter ärztlicher Hülfe. In Folge dessen bat derselbe um gerichtliche Constatirung der Todesursache und schlug einen benachbarten Physicus und Universitätsprofessor als Obducenten vor. Die Staatsanwaltschaft requirirte aber den Physicus ihres Wohnortes, von dem es feststand, dass er wegen wiederholter Schlaganfälle geistig gelitten hatte, und letzterer erklärte, bei den Zeichen einer allgemeinen Anämie und einer umgestülpten Gebärmutter, dass der objective Thatbestand keinen Anhalt für die Schuld eines Dritten am Tode der Frau gäbe. Die Staatsanwaltschaft konnte keine Klage hierauf erheben, der Physicus X. stand von technischer Berufung ab, weil dieselbe das Hervorheben so vieler Persönlichkeiten gegen Standesgenossen erfordert hätte, bat aber um Abgabe der Sache an die zeitig bestehende Disciplinarbehörde. Diese ertheilte neben einem nicht bekannt gewordenen Bescheide an den Arzt Z. dem Physicus X. einen Verweis, dass er den Geburtsfall nicht übernommen, „weil es dem Publicum jeder Zeit freistände, mit dem Arzte zu wechseln."

Wie steht es aber mit der Pflicht des Arztes, bei solchen technischen und moralischen Bedenken den Wechsel zu acceptiren, wo, wie in diesen Fällen, keine zusätzliche ärztliche Hülfe verlangt wird, sondern die Erledigung von einem anderen Arzt, weil der, welchem der Fall übertragen ist und der ihn acceptirt hat, sich unsichtbar hält oder unsichtbar macht!

Ich glaube, diese Fälle beweisen vollkommen, dass man die Uebernahme eines Krankheitsfalles dem Ermessen des Arztes anheimstellen muss; für übernommene Fälle reicht es aus, wenn das Publicum in den allgemeinen gesetzlichen Bestimmungen über Untreue eines Mandatars seinen Schutz findet. Die Uebernahme der ärztlichen Dienstleistung für den einzelnen Fall aber kann nur eine sittliche Pflicht des Arztes bleiben, der weder durch Strafgesetze, noch durch Disciplin, und sei es die eines selbst gewählten Ehrenrathes, ein zwingender Hintergrund gegeben werden darf. Denn es würde damit dem ärztlichen Berufe gerade der Boden entzogen werden, welcher die Freudigkeit in der Erfüllung der mühseligen ärztlichen Pflichten gewährt, nämlich, dass man dieselbe als Jünger der humansten Kunst, aus Liebe zur Kunst selbst und aus der mitleidsvollen Theilnahme mit den Leiden seiner Mitmenschen leistet. In der überwiegenden Mehrzahl leisten auch die Aerzte diese Pflicht in diesem Sinne, in reichlicherem Maasse und mit grösserer persönlicher Aufopferung, wie irgend ein anderer Stand. Dass ès Ausnahmen darin giebt unter der Masse der Aerzte, ist wohl nicht zu verwundern, ja, dass es Aerzte giebt, die sich ihres Berufes so unwürdig zeigen, dass sie Boten, die sie zu Cholerakranken rufen wollen, aus dem Hause weisen, weil sie schon durch die Bestellung eine Ansteckung fürchten, habe ich selbst erlebt; aber wegen solcher Ausnahmen darf sich der ärztliche Stand seine sittliche Pflicht nicht in eine disciplinarisch zu erzwingende umwandeln lassen. Der ärztliche Stand muss daher die Aufhebung criminalistischer Bestimmungen, die seine Stellung verkennen, fordern, und er darf dafür nicht einmal die Disciplin der Corporation bieten. Denn in einem solchen Anerbieten liegt eine Verkennung ärztlichen Thuns und Handelns, die der Stand sich nicht darf zu Schulden kommen lassen und die selbst der leidende Kranke nicht wird haben wollen. Wenigstens würde ich, als Kranker, auf einen Arzt, der zur Ausübung seiner Kunst auch nur einen disciplinarischen Hintergrund brauchte, gern und mit Freuden verzichten.

Die Ansprüche, welche das Publicum an den Arzt zu machen hat, lassen sich sehr wohl mit den allgemeinen civil- und criminalrechtlichen Bestimmungen, ohne einen §. 200, durchsetzen, und auf ein Disciplinargesetz für Aerzte hat dasselbe nun gar keinen Anspruch.

Anders steht es mit dem Verhalten der Aerzte unter sich. Diess ist das eigentliche Gebiet der Disciplin für den ärztlichen Stand.

Ueber diesen Punct liesse sich ein langes Capitel entrollen, das nicht viel etwas Anderes als Klagen über Missstände enthalten würde. Ist es doch sprüchwörtlich geworden, dass zwei Aerzte selten unter Einen Hut zu bringen sind, und dass Collegialität, d. h. genossenschaftlicher Sinn, unter Aerzten kaum jemals zu finden ist. Oben habe ich die genetische Begründung dieses Individualismus zu geben versucht, hier genügt es, das Factum festzustellen, oben habe ich die Nothwendigkeit des Mangels an Genossenschaftssinn angezweifelt, hier handelt es sich um das Mittel der Correctur.

Dasselbe ist vielfach in der Existenz eines ärztlichen Ehrenrathes gesucht worden. Jugendliche Heisssporne, zu denen auch ich mich in früheren Jahren rechnen musste, haben denselben als Haupt- und Radicalmittel gepriesen. Sehen wir uns aber die Hauptgegenstände der etwaigen Disciplinarsachen näher an und denken wir uns dabei den Ehrenrath in Wirksamkeit.

Zuerst von den oft gerügten Minuslicitationen der Aerzte. Sie sind scharf und absolut verdammt worden. Soll es aber einem Arzte, bei einer nur eventuelle Geltung beanspruchenden Medicinaltaxe, nicht freistehen, seine Dienste abzuschätzen wie er will? In dem Factum an sich sehe ich keine Kränkung der Ehre des ärztlichen Standes. Kann die Minuslicitation doch aus den wohlwollendsten Gründen geschehen, z. B. um Kreise, die die ärztliche Hülfe der Kosten wegen scheuen, an dieselbe zu gewöhnen. Oder soll der Arzt sagen, weil ihr den taxmässigen Werth meiner Dienstleistung nicht bezahlen könnt, so müsst ihr dieselbe entbehren, oder ich muss euch jede Entschädigung schenken? Beides wäre wohl nicht das Richtige; das erstere nicht, weil wohl Niemand absichtlich krank wird und sich so ärztlicher Hülfe bedürftig macht, das zweite nicht, weil es feinfühlende Naturen für das nächste Mal, wo sie ärztlicher Hülfe bedürfen, zurückstösst, in dem grossen, nicht feinfühlenden Haufen aber eine ärztliche Clientel schafft, die sich diesen Grundsatz gern gefallen lässt und eine um so grössere Plage der Aerzte wird. Nur das Eine bei Minuslicitationen zu beobachten wird jeder Arzt schon im eigenen Interesse wohlthun, nämlich, dass er solcher Clientel begreiflich macht, dass er aus Rücksicht auf ihre Verhältnisse sich mit einer geringeren Entschädigung begnüge. Als zweckmässiger Weg dazu empfiehlt sich, ein Pauschquantum zu liquidiren. Allerdings aber sind die Motive der Minuslicitationen nicht immer so zu billigende, sondern oftmals höchst verwerfliche. So habe ich selbst von einem Arzte gehört, dass er, neben einem sehr gesuchten Arzte practicirend, sich durch überaus billige Honorarforderungen Eingang zu verschaffen suchte. Gelungen ist ihm das Experiment insofern, als er mehr Beschäftigung erhielt, die eigentlich lohnende Praxis fiel ihm erst nach dem Tode des anderen Arztes zu. Er hatte jedoch seinen Körper bereits durch Ueberanstrengung ruinirt, und so genoss er nur kurze Zeit und nicht in dem Maasse, wie er es ohne Schleudern mit der Kunst gekonnt hätte, den Aufschwung seiner Praxis, und nahm nur den Ruhm dahin, die ärztliche Praxis seiner Gegend auf Jahrzehnte hinaus verdorben zu haben. Dieser Fall — und es wird der ähnlichen viele geben — wäre ein solcher, der zur ehrenräthlichen Cognition kommen müsste. Man denke sich nun aber die practische Ausführung: Wer denuncirt? Wie wird das nicht zugestandene Motiv (denn auf das Motiv kommt es doch allein an) eruirt? Wie wird für die Zukunft das Schleudern des Arztes verhindert, wenn ihm nicht gleich das Recht zur Praxis abgesprochen wird?

Der Ehrenrath wäre dabei in einer schlimmen Lage, und seine, jedenfalls mühevolle Thätigkeit würde am letzten Ende doch wirkungslos sein. Darum erscheint es mir gerathener, den Aufwand einer solchen Institution hintan zu lassen.

Dagegen möchte ich bei Besprechung dieses Punctes die Aufmerksamkeit der Aerzte auf zwei andere richten.

Der eine besteht darin, dass die Aerzte sich hüten, bei Personen, die nicht notorisch arm sind, ihnen das ärztliche Armenrecht stillschweigend entgegen zu tragen. Sie werden viel besser daran thun, zu urgiren, dass ihre Mühwaltung sich in Geld übersetzen lässt, und dass sie geneigt seien, wenn die Umstände es erforderten und sie darum gebeten würden, ihre Geldforderung zu schenken. Ich habe diess Verfahren oft geübt und mich nur gewundert, wie leicht es den meisten Personen wird, eine stillschweigende Schenkung als selbstverständlich hinzunehmen, und wie schwer, eine ausdrückliche nachzusuchen. Ich halte es für wünschenswerth, dass ein solches Verfahren möglichst allgemein geübt wird; denn, wenn Jemand etwas schenken soll, so ist das billigste Verlangen, dass er darum angegangen wird.

Der andere ist, dass die Aerzte sich dagegen wenden, dass die von Staats- und communalen Behörden zu vergebenden ärztlichen Posten im Wege der Minuslicitation besetzt werden. Ein solches Verfahren hat von Vornherein die Vermuthung gegen sich, dass es blos darum zu thun sei, eine gesetzliche Verpflichtung los zu werden, dass aber gar keine Rücksicht darauf genommen werde, ob der zu erfüllende Zweck auch erreicht werde; denn man kann nicht, ohne der Logik Gewalt anzuthun, annehmen, dass der mindestfordernde Arzt der beste ist, der zu erlangen gewesen wäre. So sehen wir denn thatsächlich die Armenkrankenpflege kleiner Städte, aber auch die Krankenpflege in königlichen Anstalten für ein Spottgeld weggegeben, aber in einfacher Consequenz auch cavalièrement von den Aerzten besorgt. Es muss diese der Sache nicht dienende Unsitte immer und immer wieder den Behörden in ihren Consequenzen vor's Auge gerückt werden, da nur von ihrer endlichen Einsicht eine Abänderung erwartet werden darf. Denn Aerzte, welche auf eine solche Minuslicitation eingehen, werden sich, bei Bestehen oder Nichtbestehen einer ärztlichen Corporation und eines Ehrenrathes, immer finden, so lange genossenschaftliches Bewusstsein nicht den Stand in allen seinen Mitgliedern durchdrungen hat.

Wir kommen nun zu dem persönlichen Begegnen der Aerzte unter sich, dem sogenannten collegialischen Verhalten. Möglich wäre ein collegialisches Verhalten wohl, wenn jeder Arzt sich nur als einen Diener seiner grossen humanen Wissenschaft, der Heilkunst, betrachtete, und jeden Standesgenossen achtete, weil er ein mit ihm nach demselben Ziele, nämlich die erforschten und zu erforschenden Wahrheiten der Wissenschaft für's practische Leben zur Anwendung zu bringen, Strebender ist. Allein so ideal sind die Anschauungen der Menschen nicht und die thatsächlichen Verhältnisse liegen ganz anders. Nebendem — leider auch oft ohnedem — dass der Arzt ein Diener der Wissenschaft ist, ist er ein Geschäftsmann, der aus seiner Kunst sein Brot sucht, und zwar mit seiner eigenen Person, als seiner Waare. Darf man es da wunderbar finden, wenn der ärztliche Geschäftsmann seinen Abnehmern gegenüber seine Waare (also seine Person) in das beste Licht zu stellen sucht. Man kann ihm keinen Vorwurf daraus machen. Thut er diess mit äusseren, oft gar sehr vom sachlichen Standpuncte abweichenden Mitteln, so geschieht diess eben darum, weil für die unendliche Mehrzahl der Laien nur diese Mittel eine Wirksamkeit haben. Denn eine Einsicht in das Wesen der ärztlichen Kunst, ein Erkennen des wahren ärztlichen Künstlers mangelt dem Laien gänzlich, er urtheilt eben nach Aeusserlichkeiten, weil das wahre Wesen der Heilkunst für ihn ein Buch mit sieben Siegeln ist. So sprechen denn bei dem Laien für die Wahl seines Arztes die verschiedensten Gründe, nicht nur die, welche allein maassgebend sein sollten, hier verwandtschaftliche, dort gesellschaftliche Beziehungen, hier eine amtliche Stellung, dort ein besonderer Titel des Arztes, hier imponirt das sichere Auftreten eines Ignoranten, dort wird das insinuante Wesen eines Schmeichlers bevorzugt, hier ist es die Derbheit, dort das kriechende Wesen des Arztes, was gefällt. Es liessen sich diese Gründe der Wahl noch weiter ausspinnen, aber es wird genügen, sie einfach dahin zu characterisiren, dass sie meist wenig oder nichts mit dem wahren Werthe des Künstlers zu thun haben. Diesem Publicum gegenüber muss nun der Arzt operiren; denn er will leben — und da wird er denn manche Mittel in Bewegung setzen müssen, um für diesen den einen Grund zu seiner Wahl, für jenen einen anderen, vielleicht gerade den entgegengesetztesten zu bieten. Leider ist diess eine schlimme Aufgabe, die gewiss nur selten ohne Rückwirkung auf die Person bleiben und ihren Character beeinflussen wird. Mir fällt dabei die Aeusserung einer feinen, welterfahrenen Dame ein, die nach Bekanntschaft in geselligem Kreise um ihr Urtheil über einen anwesenden, jungen Arzt gefragt, sagte: „Er ist zu ehrlich für einen Arzt.“ Welch ein Ausspruch liegt darin über die Stellung, welche nothwendig ein practischer Arzt, der als solcher fortkommen will, haben müsse! Alle Künste niederer Diplomatie müsse der Arzt anwenden, um sich seine Stellung zu erringen. Leider ist diess Urtheil wahr, und weil es wahr ist, darum wird das collegialische Verhalten der Aerzte stets ein trübes sein. Das gemeinsame Operationsfeld ist das Publicum, der Gegner der Concurrent, und da ist es denn natürlich, dass mit allen Künsten niederer Diplomatie, mehr oder minder fein, mehr oder minder offen, ein Concurrent gegen den anderen operirt. In diesem Drängen und Treiben werden manche Verstösse, ja vielleicht geradezu manche Unredlichkeiten, die den Character der Verdächtigung oder der Verleumdung an sich tragen, gegen die Standesgenossen vorkommen, aber wie sollen dem Ehrengerichte abhelfen? Handlungen und Worte eines Collegen könnte man vielleicht noch denunciren, wie aber steht es mit Gesten und Mienen, die oft noch ehrverletzender sind, als jene? Soll der sich beschwert Fühlende klagen oder muss noch eine klägerische Mittelsperson geschaffen werden? Wie will man darüber zu Gericht sitzen? und welche Erfolge verspricht man sich von Strafen, die doch wohl nur in Verweisen und Mahnungen bestehen können?

Man sehe sich nur einmal das beste Analogon, die Ehrengerichte des Advocatenstandes in Preussen, an. Machen sie das wegen der beschränkten Zahl der Advocaten an sich schon bessere Verhältniss collegialischer, wie früher? Machen sie das Auftreten der Advocaten nobeler? Ich habe von beiden bei denjenigen Personen, wo eine solche Abhülfe Noth thut, noch nichts gesehen, und doch ist bei den Advocaten die Eruirung der gravirenden Thatsachen leichter, wie bei den Aerzten, weil sie oft in gerichtlichen Schriftsätzen und Plaidoyers enthalten sein werden. Wohl aber sehe ich bei diesen Ehrengerichten einen grossen Nachtheil in dem eingeführten Instanzenzuge, durch welchen schliesslich die Staatsregierung die ehrengerichtlichen Angelegenheiten, die als Standesangelegenheiten erledigt werden sollten, vor das Forum ihrer Beamten ziehen kann.

Aus allen diesen Gründen überlege es sich der ärztliche Stand doppelt und dreifach, ob er für sich Ehrenräthe fordern soll, die er nur mit Hülfe des Staates einrichten kann. Er setzt sich der Gefahr aus, in eine nicht gewollte Abhängigkeit von staatlichen Behörden dadurch zu kommen, und gewinnt die höchst zweifelhafte Aussicht, vielleicht einzelne Sünden gegen die Ehre des ärztlichen Standes strafen, jedenfalls aber nicht die, das Gesammtverhalten der Aerzte bessern zu können.

Das Verhalten der Aerzte zu einander, das ich mit kurzen Worten geschildert habe, wird wesentlich bedingt ein Mal durch das ärztliche Geschäft als solches, dann durch die unbeschränkte Concurrenz in dem Geschäft. Als Resultate der letzteren führt Dr. Leopold Besser in: „Die Aerzte in der Concurrenz und was da noth thut. Göttingen, G. Wiegand, 1858." auf: den wissenschaftlichen, bürgerlichen und persönlichen Ruin der Aerzte, und schlägt als Abhülfe das districtsweise, beschränkte Domiciliren der Aerzte vor.

Wenn ich auch das theilweis Wahre in den von Dr. Besser gezogenen Consequenzen der unbeschränkten Concurrenz nicht verkennen kann, so dürfte ich doch Anstand nehmen, dieselben buchstäblich zu unterschreiben. Noch giebt es manche Practiker unter den Aerzten, welche die Wissenschaft pflegen, noch manche, die von dem Erwerb ihrer Praxis standesgemäss zu leben im Stande sind, noch manche, deren Characterintegrität anzuzweifeln eine Verleumdung wäre. Freilich aber sind diess, wenn wir für die thatsächlich bestehenden Verhältnisse offene Augen behalten wollen — Ausnahmen. Eine himmelweite Kluft trennt oft den ländlichen Practiker von dem wissenschaftlichen Arzt. Der Erwerb der meisten Aerzte muss sorgfältig zu Rathe gehalten werden, um für den Lebensunterhalt zu reichen. Eifersüchtiger Neid und kleinliche Gewinnsucht findet sich häufiger, als das ruhige Vertrauen auf den eigenen Werth. Aber spiegelt sich darin nicht blos im Wesentlichen das Bild anderer Stände der grossen Welt im kleinen Rahmen eines Berufsstandes wieder? Wollen wir von den Aerzten, die unter und mit den übrigen Menschen leben müssen, ein Leben der Gottheit näher verlangen?

Darauf werden wir wohl verzichten müssen. Aber sehen wir uns die als Verbesserung der materiellen Lage, mit welcher sich auch die übrigen Missstände bessern sollen, vorgeschlagene Abhülfe, das beschränkte, districtsweise Domiciliren der Aerzte, näher an.

Die Bestimmung von Districten müsste doch zunächst vom Staate ausgehen, und da können wir nicht wohl erwarten, dass er eine solche ausspricht, ohne anderweitige Concessionen von den Aerzten sich auszubedingen. So sehen wir denn auch da, wo solche Einrichtungen bestehen, Herabsetzung der Taxe für ärztliche Dienstleistungen, und wo die stricteste Form gehandhabt ist, wie in Nassau, die Einzwängung der Aerzte in das directe Staatsdienerthum, und daneben eine Taxe, welche den Arzt schlechter stellt in seiner Bezahlung, wie den Tagelöhner. Ich glaube, nach beiden, jedenfalls nicht ausbleibenden Restrictionen wird der ärztliche Stand keine Sehnsucht tragen.

Es giebt aber noch eine andere Seite, die zu erwägen ist.

Mit Ausnahme des platten Landes würde man doch in Städten von mehr als 3000 Einwohnern wenigstens zwei Aerzte sich domiciliren lassen müssen und in grösseren Städten noch mehr. Da wären wir denn wiederum in der Concurrenz, wenn auch nur in der beschränkten, und diese wird ähnliche Missstände, wie in der jetzigen unbeschränkten Concurrenz entstehen lassen, höchstens in der materiellen Lage einige Verbesserung herbeiführen.

Wägen wir nun die Vor- und Nachtheile der beschränkten Concurrenz ab, so glaube ich kaum, dass die Aerzte geneigt sein würden, das districtweise Domiciliren mit allen Kräften zu erstreben, abgesehen davon, dass sie würden einen harten Kampf zu bestehen haben, da die Richtung der Zeit solche Restrictionen in gewerblichen Verhältnissen keineswegs begünstigt.

Schon oben war hervorgehoben worden, dass viele Missstände in dem Verhalten der Aerzte zu einander aus der Waare entspringen, die vom Arzte angeboten wird. — Viel liegt aber auch in dem Verhalten des Publicums, das gerade mit Vorliebe in ärztlichen Dingen, wo ihm jede Vorbedingung zum Urtheilen fehlt, gern ein Urtheil fällt; ein Urtheil, oft gleich ungerecht gegen die Kunst, wie die Künstler. So wird denn die Stellung des Publicums zu der practischen Heilkunst und ihren Jüngern eine schiefe, nicht durch die Künstler, sondern durch die Laien.

Wie oft ist schon darüber geschrieben und gesprochen worden, dass, um die volle Wirkung der ärztlichen Kunst zu geniessen, die Stellung des Arztes die eines Hausfreundes sein müsse, und wie selten wird im Publicum, selbst da, wo man einen sogenannten Hausarzt engagirt hat, eine solche Stellung auch nur gewünscht! Man bezeichnet eben meistens mit einem Hausarzte einen Arzt, den man in allen seinen Krankheiten holen-lässt, den man allenfalls bei Familienfestivitäten zuzieht, dessen ärztlichen Rath und Leitung man aber für überflüssig hält, wenn man sich vollkommen wohl und gesund fühlt. Wie viel Schuld an diesen Verhältnissen die Aerzte tragen, will ich hier nicht untersuchen, einen grossen Theil aber trägt das Publicum. Denn wählt doch das Publicum fast nie seinen Arzt nach Umständen, die seiner Beurtheilung möglich sind, wie dass es den guten Bürger, den treuen Familienvater, den sorgfältigen Haushalter, den nüchternen, characterfesten Mann, den gewissenhaften Kritiker, den verschwiegenen Rathgeber bevorzugte — nein, die Basen seiner Wahl sind ganz andere, wie wir bereits oben angeführt haben. Dürfen wir uns da verwundern, wenn der Arzt, der doch vom Publicum leben muss, sich diese Basen zu verschaffen sucht, dass er mit den einflussreichsten Familien seines

Wohnortes verschwägert zu werden, dass er durch brillantes Auftreten zu imponiren, durch schmeichelndes Schweifwedeln bei den Klatschbasen seines Wohnortes Reclame zu machen sucht und was dergleichen mehr ist. Wenn er bei diesen Bestrebungen, die er leider des Publicums wegen nothwendig hat, die persönlichen Rücksichten gegen Standesgenossen vergisst, so ist das wahrlich nicht auffallend; denn er kämpft den Kampf einer Persönlichkeit gegen die andere mit Mitteln, welche alle darauf hinauslaufen auf die persönlichen Neigungen des Publicums, jenes vielköpfigen, launenhaften Tyrannen, zu wirken.

Können wir glauben, dass darin eine ärztliche Corporation oder beschränkte Domicilirung der Aerzte eine Aenderung bewirken würden? Ich glaube, wir stehen hier Missständen gegenüber, die wir nicht abzuändern vermögen, welche zwar die Ausübung des ärztlichen Berufes dem wahren Jünger seiner Kunst ernstlich zu verbittern im Stande sind, welche wir aber ertragen müssen, oder — es aufgeben, Aerzte zu sein.

Nun könnte man noch von der Einwirkung einer ärztlichen Corporation auf die ihr Angehörigen, und durch diese auf das Publicum eine Aenderung der eben besprochenen Zustände erwarten. Möglich wäre es wohl. Aber gewinnen wir nicht unsere Standesgenossen gerade aus jenem Publicum, dessen Verhalten gegen die ärztliche Kunst und ihre Jünger wir eben verdammten, und sollte wohl das Studium der Heilkunde diese Anschauungen, die täglich ganz unwillkürlich auf uns eingewirkt haben, ändern, und in dem, was noch nicht geändert ist, die Corporation nachhelfen? Die Wahrscheinlichkeit spricht dagegen. Denn dadurch, dass Jemand Arzt wird, wird er nicht sofort andere Anschauungen über den practischen Beruf erlangen; er wird vielmehr meist in die Praxis eintreten mit den Illusionen der Jugend, und wird das, was ihm erfahrenere Collegen etwa sagen, lieber als die Ergüsse eines Misanthropen ansehen, denn als die nothwendigen Abstractionen aus den gemachten mehr oder weniger bitteren Erfahrungen. Nicht anders würde es der Corporation ergehen, wenn sie sich mit der Erziehung der jungen Aerzte nach dieser Seite hin überhaupt beschäftigen könnte und wollte. Strenge Maassregeln aber seitens der Corporation gegen solche Aerzte würden nur neben den incorporirten Aerzten andere nicht incorporirte erzeugen, oder, wenn diess nicht gestattet wäre, Medicaster hervorrufen, deren Treiben nicht minder bedenklich werden dürfte, als das derjenigen Apotheker, welche, mit nicht absolvirten oder auch absolvirten Prüfungen, aber ohne Aussicht auf den Besitz einer Apotheke, auf Geheimmittelerzeugung sich verlegen und mit ihren Reclamen die Zeitungen füllen.

Die ärztlichen Kunstfehler und ihre Verfolgung — glücklicherweise ein seltenes Vorkommniss — fallen auf ein Gebiet, das so recht dem Wirksamkeitsbereiche der Corporation anzugehören scheint. Allein dennoch möchte ich es nicht einer solchen überwiesen sehen, weil ich fürchte, es möchten bei einer Corporation so manche Beschuldigungen gegen Collegen vorgebracht werden, die diess Gebiet betreffen, weil sie eben in der Corporation mehr oder minder formlos erledigt werden.

Wie oft hört man nicht einen Arzt von der Behandlung eines Andern als einer falschen sprechen; sollte da nicht, wenn eine Denunciation wegen Kunstfehler nicht erfolgt, eine Provocation zur Denunciation von der anderen Seite stattfinden? Jetzt betrachtet man dergleichen Aeusserungen als ein mehr oder minder ungeschickt ausgesprochenes, abweichendes Urtheil, und man weiss, dass zu einer criminellen Verfolgung, die allein möglich ist, noch vieles andere gehört, als eine so hingeworfene Meinung. Darum belasse man die Verfolgung dieses Vergehens in den Händen der gewöhnlichen Criminaljustiz und verlange nur, wenn keine rein technischen Behörden im Staate existiren, ein Geschwornengericht von Genossen, um über die Thatfrage das Schuldig oder Nichtschuldig zu sprechen. Ja selbst, wenn solche technische Behörden existiren, würde ein Genossenschaftsgericht den Vorzug verdienen, weil die Mitglieder desselben der practischen Thätigkeit des Angeklagten näher stehen, als hochgestellte, gelehrte Herren, und eine, die Verhältnisse der Praxis richtiger erwägende Entscheidung eintreten würde.

Endlich komme ich zu der als Standesinteresse aufzufassenden Sorge für durch Alter oder Krankheit im Dienst invalide gewordene Aerzte und für ärztliche Wittwen und Waisen.

Die Vorschläge, welche die im Jahre 1849 in Berlin versammelt gewesene Conferenz in dieser Frage gemacht hat, gingen dahin, dass der Staat bestimmte Fonds hergeben sollte, um den Grundstock für Pensionirung der Aerzte zu legen, dass die letzteren wie die Beamten zu diesem Fond beitragen müssten, dass aber der Zutritt ein freiwilliger sein solle — dass der Zutritt der Aerzte zur Allgemeinen Wittwen-Verpflegungsanstalt wieder gestattet werde — dass man die Sorge für ärztliche Waisen den gewöhnlichen Lebens-Versicherungsanstalten überlassen müsse.

Bis jetzt ist von Allem, was diese Conferenzbeschlüsse vom Staate verlangten, noch nichts in's Werk gesetzt, und wird der Stand der Aerzte wohlthun, sich keinen Hoffnungen nach dieser Seite hinzugeben. Der Staat ist einmal nicht geneigt, den Aerzten irgend welche materielle Concessionen zu machen, ja mir ist ein Beispiel bekannt, wo die dreimonatliche Dienstunfähigkeit eines Arztes, zugezogen im königlichen Dienst (Vergiftung bei einer gerichtlichen Section) mit einer Steuererhöhung gerade in diesem Jahre beantwortet wurde.

Der Stand selbst ist deshalb in neuester Zeit bestrebt gewesen, in sich und für seine Angehörigen ein Pensionswesen zu schaffen. Es sind aber gegen diese Institute (nach dem Statut des Halleschen Pensionsvereins) zwei Einwendungen zu machen, einmal, die Höhe der Beiträge, welche jedenfalls im Interesse des Instituts nothwendig sind, welche aber ein junger Arzt — und für ihn ist der Beitritt am vortheilhaftesten — bei dem Verdienste, das ihm die erste Zeit der Praxis abwirft, nicht bezahlen kann, zweitens, dass die Beitragssummen, wenn für den Betreffenden der Pensionirungsfall gar nicht eintritt, verloren sind. Trotz oder wegen dieser beiden Restrictionen, welche vielen

Aerzten den Beitritt nicht gestatten, ist statutenmässig die grösste Vorsicht getroffen worden, um nicht kranke Mitglieder aufzunehmen. Der beitretende Arzt ist also mit Rücksicht auf eine Alterspension schlechter gestellt, als bei einer Lebensversicherung, wo er sich eine Rente gekauft hat, nur den Vortheil gewähren ihm diese Institute nicht, dass er bei länger dauernder Krankheit zeitweilige Pension erhielte. Ich würde daher bei der reichlichen Menge guter Lebensversicherungen die Sicherung gegen die Zufälle des menschlichen Lebens auch als Arzt lieber in ihnen suchen; dagegen eine Versicherung, die dahin abzweckt, Unterstützung für länger dauernde Krankheiten zu gewähren, für eine zweckentsprechende Institution erklären, deren Errichtung wünschenswerth ist. Denn in dem letzteren zeigt sich das Genossenschaftsprincip, wenn, wie bei ähnlichen Instituten des Handwerksstandes, jeder Genosse als solcher aufnahmefähig ist, nicht aber, wenn der unkräftige oder als solcher verdächtige Genosse, rein nach dem Geschäftsprincip der Lebens-Versicherungsanstalten, zurückgewiesen werden kann.

Da man wohl vergeblich darauf warten wird, dass den Aerzten die günstigen Bedingungen, welche die Allgemeine Wittwen-Verpflegungsanstalt bietet, zur Fürsorge für ihre Wittwen gewährt werden, so bleibt kein Grund vorhanden, warum man nicht ebenso wie für die Waisen, nach dem Vorschlage der ärztlichen Conferenz, auch für die Wittwen sorgen will, nämlich durch die gewöhnlichen Lebens-Versicherungsanstalten. Kann ein Arzt die Beiträge, welche eine Lebensversicherung erfordert, nicht erschwingen, so wird er überhaupt nicht in der Lage sein, mit gutem Gewissen eine Familie gründen zu können; er unterlasse daher das Heirathen. Freilich wird darin vielfach gefehlt, und eine unendliche Mehrzahl junger Aerzte hält es für ihre Pflicht, bald nach der Niederlassung eine Ehe zu schliessen, „weil das Publicum einem verheiratheten Arzte mehr Vertrauen schenke, als einem unverheiratheten.“ Eine jener thörichten Convenienzen gegen das Publicum, an denen der ärztliche Stand so vielfach krankt. Ist es schon schlimm, wenn man bei dem handarbeitenden Tagelöhner die Deduction hören muss: „ich habe nichts und meine Braut auch nichts, da wollen wir uns heirathen,“ so hat doch ein gebildeter Mann, wie der Arzt, sich das Eingehen einer Ehe mit allen ihren Consequenzen wohl zu überlegen. Geht er eine solche ein, ohne objective Basen für ihr Gedeihen zu haben, nur auf die vage Speculation eines grösseren Vertrauens des Publicums, so darf er sich nicht beklagen, wenn ihm eine solche Speculation missglückt. Gegen die bösen Folgen einer solchen Speculation, wie jetzt vielfach geschieht, dann den Stand in Anspruch zu nehmen, halte ich nicht für gerechtfertigt. Den sich dabei bewährenden Wohlthätigkeitssinn begrüsse ich freudig als ein Zeichen, dass im ärztlichen Stande noch Spuren von Genossenschaftssinn vorhanden sind. Wenn ich mich aber in die Seelenstimmung derer versetzte, welche mit ihrem Tode eine Hülflosigkeit ihrer Angehörigen voraussehen müssen, so glaube ich, dass in Bezug auf diesen Punct nur Eine vernünftige Deduction jeden Arzt beherrschen kann: nämlich die: Sieh Dir Deinen Wirkungskreis an, überschlage Dir den Gewinn, den Du wirklich machen kannst, und erlaubt Dir derselbe nicht, eine Familie sicher zu begründen, so lass es unterwegs — trotz persönlicher Neigung, trotz des Publicums und seiner unberechtigten Wünsche.

In diesen letzteren Interessen, der Sorge für Krankheit, Alter und für die Angehörigen lässt sich allerdings ein wohlthätiges Wirken der gesammten Standesgenossen für den Stand denken. Es wird aber darin nur dann etwas Gediegenes geleistet werden können, wenn der genossenschaftliche Sinn sie in Angriff nimmt, wenn vom Princip bewusster und wohlüberlegter Selbsthülfe aus, nicht durch den Zwang einer staatlich zu begründenden Corporation, die Regulirung versucht wird.

III.

Um das Recht, an der öffentlichen Gesundheitspflege Theil zu nehmen, brauchen die Aerzte nicht zu petitioniren; diess Recht ist kein ausschliessliches einzelner Personen, und alle deutschen Staaten enthalten mehr oder minder weitgehende Bestimmungen, durch welche den Aerzten gewisse Sachen, die zur öffentlichen Gesundheitspflege gehören, sogar zur Pflicht gemacht werden. Leider wird diese Pflicht nur zum geringsten Theile geübt, und würden jedes Mal die Ordnungsstrafen, welche für Vernachlässigung dieser Pflichten bestimmt sind, eingezogen, so dürfte es wenig Aerzte geben, die nicht ein oder mehrere Male einer solchen Strafe alljährlich verfielen. Ich glaube daher, dass im ärztlichen Stande wohl keine grosse Sehnsucht danach vorhanden ist, diese ihnen auferlegten Pflichten, und noch einige mehr, als ihr Recht zu beanspruchen.

Wahrscheinlich ist aber bei Aufstellung dieser Forderung an eine ähnliche Einrichtung gedacht worden, wie die Conseils d'hygiène publique et de salubrité in Frankreich und Belgien bilden, und wir haben deshalb diese Institute in's Auge zu fassen. Sie bestehen unter dem Vorsitz des Präfecten, Unterpräfecten etc., der auch die Auswahl der Personen hat, aus einigen practischen Aerzten, Apothekern und Technikern, und dienen der Executive als ein Beirath in Angelegenheiten der Gesundheitspolizei.

So viele vortreffliche Arbeiten nun auch diese Conseils in den betreffenden Ländern bereits geliefert haben, denen wir Gleiches in Deutschland nicht an die Seite stellen können, so fühlt man dort doch die Mängel dieses Instituts, und hat Verlangen nach einer ähnlichen Einrichtung, wie in Deutschland die beamteten Aerzte sind.

Als Beleg führe ich folgende Stelle aus Dr. Martell Frank: „Ueber öffentliche Gesundheitspflege. Auszug eines Reiseberichtes, im Auftrage des bayerischen Ministeriums des Innern unternommen. München, 1854, S. 16," an: „In Frankreich sowohl wie in Belgien fehlen also die vom Staate angestellten und besoldeten Gerichtsärzte mit den ihnen bei uns überwiesenen Functionen, und Alles wird dort den Corporationen, den Conseils, Commissions und Comités von Präfecten etc. überwiesen, oder übernommen, oder überwacht, und von diesen Corporationen werden aus ihrer Mitte einzelne Personen mit der Ausführung beauftragt, oder in legalen Vorkommnissen wird von der Staatsbehörde ein beliebiger, dann aber für den concreten Fall beeidigter Arzt u. s. w. als Experte zu Rathe gezogen. In Belgien fühlt man aber das Mangelhafte dieser Institutionen; man gestand mir im Ministerium, dass die Lücke, welche bei uns Deutschen die Gerichtsärzte ausfüllen, in Belgien sehr fühlbar sei. Es werde dadurch, dass die einzelne, verantwortliche Persönlichkeit des Gerichtsarztes fehle, Manches nicht ausgeführt, Manches bleibe auf dem Papiere, und man sucht nach und nach etwas unseren Instituten Aehnliches, wie es sich eben mit der belgischen Verfassung vereinbaren liesse, in's Leben zu rufen."

Dass bei diesem Wunsche des belgischen Ministeriums demselben wesentlich die Idee der deutschen Physicate, amts- oder gerichtsärztlichen Stellung vorgeschwebt habe, nicht die wirklich thatsächlich bestehenden Zustände dieser Amtsstellung, werde ich unten weiter ausführen. Zunächst haben wir die Frage zu erörtern, ob die Staatsarzneikunst, also die Sanitätspolizei und die Gerichtsarzneikunst, keine besondere Kunst ist, und ob sie nebenbei von Aerzten besorgt werden kann, deren Hauptaufgabe die des privaten Heilkünstlers ist.

Was das erstere betrifft, so müssen wir die Staatsarzneikunst, oder die öffentliche Medicin, wie ich lieber sagen würde, für eine besondere Kunst erachten. Wenn auch die öffentliche Medicin, ebenso wie die Privatheilkunst, in dem gemeinsamen Boden der medicinischen Wissenschaft wurzelt, so sind doch die Ziele und die Thätigkeitsäusserungen der einen himmelweit verschieden von denen der anderen. Der Heilkünstler verwendet sein ganzes Wissen zur Erhaltung, noch mehr aber und fast ausschliesslich, im Falle des Verlustes, zur Wiederherstellung der Gesundheit von Individuen; der Staatsarzt als solcher hat mit der Herstellung der Gesundheit von Individuen gar nichts zu schaffen, verwendet vielmehr sein ärztliches Wissen fast ganz zu Staatszwecken. Wenn der einzelne Heilarzt gegenüber seinen Einzelclienten ihre geistige und leibliche Constitution, ihre Lebensweise zu ermitteln, den Schädlichkeiten nachzuforschen hat, welche eingewirkt haben, um seine Clienten krank zu machen, Alles zu dem alleinigen Zwecke, die verloren gegangene Gesundheit wieder herzustellen — so hat der Staatsarzt die viel umfassendere, ja grossartige Aufgabe, die geistige und leibliche Constitution seines Volkes aus seiner Beschäftigungsweise, seinen Lebensverhältnissen, Sitten und Gewohnheiten, aus der Bodenbeschaffenheit, auf der, und aus der Raumbeschaffenheit, in der es lebt, zu erschliessen, seine starken und schwachen Seiten kennen zu lernen, Alles, um den Massen rathend zur Seite stehen zu können, wie sie ihre Lebensverhältnisse einzurichten, was sie in Berücksichtigung ihrer leiblichen und geistigen Verhältnisse, der Bodenbeschaffenheit ihres Domicils, der bestehenden socialen, politischen, commerciellen und industriellen Verhältnisse zu thun und zu unterlassen haben, um die Gesundheit ihrer Individuen aufrecht zu halten oder zu kräftigen, um Erkrankungen zu vermeiden. Aufgabe des Heilarztes, seinen Clienten gegenüber, ist, der Krankheit derselben, unter Berücksichtigung der ätiologischen Grundlage, der Qualität der Krankheit und der äusseren Lebensverhältnisse, durch Auswahl der am sichersten, schonendsten und geschwindesten wirkenden Mittel zu begegnen und sie zu beseitigen. Aufgabe des Staatsarztes, gegenüber den Massen, ist, im Fall ihrer Erkrankung, den Potenzen, die krank gemacht haben und noch fortwährend krank machen, nachzugehen, und unter Berücksichtigung derselben, unter Berücksichtigung der Qualität der Erkrankung und aller äusseren Lebensverhältnisse, einer Weiterverbreitung der Krankheit entgegenzutreten und die geeignetsten Mittel zu erforschen, um ihr später etwa wieder einmal zu erwartendes Auftreten zu verhüten.

Beide Aerzte, der Heilarzt wie der Staatsarzt, haben also zwar eine grosse Aehnlichkeit in ihrer Thätigkeitsäusserung, aber die Verschiedenheit der Objecte und damit die Endziele ihrer Thätigkeit lassen ihre Aufgabe weit auseinander gehen. Es springt diess schon in die Augen, wenn wir erwägen, auf welche Weise beide in Thätigkeit kommen. Der Heilarzt wird selten in der Lage sein, seine Kunst anders zu verwenden, als wenn er zu ihrer Verwendung von dem seiner Hülfe Bedürftigen aufgefordert wird; der Staatsarzt dagegen hat sein Wissen unaufgefordert und stets zum Besten der Gesundheit der Massen anzuwenden. Jener wird selten, dieser fast stets prophylactisch thätig sein. Daraus folgt aber auch schon, dass der Staatsarzt von dem gemeinsamen Boden der medicinischen Wissenschaft aus seine Studien ganz anderen Seiten zuzuwenden hat, als der Heilarzt.

Was kümmert den Heilarzt, ob in diesem oder jenem Gewerbe die Sterblichkeit eine sehr grosse ist und wodurch diese Sterblichkeit hervorgerufen wird? Er ist zufrieden, wenn er d e n Schuster, d e n Schneider u. s. w., der sich ihm anvertraut hat, wieder herstellt. Was kümmert den Heilarzt, ob die Bevölkerung gutes oder schlechtes Fleisch, gutes oder schlechtes Bier, gute oder schlechte Milch bekommt? Er ist zufrieden, wenn nur s e i n Kranker diess Alles in guter Qualität erhält, und überlässt es Anderen, für i h r e Kranken zu sorgen. Was kümmert den Heilarzt die Verpackung des Schnupftabacks in Bleihüllen, die schädlichen Farben an Confecten, an dem Anstrich von Zimmern? Er ist zufrieden, wenn seine Person, seine Familie und seine Clienten von solchen Schädlichkeiten nicht zu leiden haben und überlässt die Sorge für die Allgemeinheit dem, der sich ihrer annehmen will. Was kümmert sich der Heilarzt um Städtecanalisirung, Häuserbau, Schlammgruben, Abtritte, Cloaken, um Ventilation, Trinkwasserqualität und Trinkwasserleitung? Seine Materia medica ist in der Hauptsache nach in der Apotheke, und wenn er weiss, wann, warum und in welcher

Dosis diess oder jenes Heilmittel gegeben wird, so weiss er genug. Freilich wird ihm die Kenntniss der Einflüsse jener Agentien, wie Wasser, Luft u. a. m., auf die Bevölkerung nichts schaden, im Gegentheil — aber seiner Clientel der Einzelpersonen gegenüber gebraucht er sie nicht, ja er wird sie oft, gerade seiner Clientel wegen, nicht gebrauchen dürfen, wenn etwa ein Fleischer, der schlechtes Fleisch liefert, oder ein Fabrikant, der mit dem Qualm seiner Fabriketablissements die Luft der Nachbarschaft verunreinigt, oder ein Oeconom, der in ungesunden Wohnhäusern seine Arbeiter einzwängt, sein Client ist.

Diese Nutzlosigkeit selbst der wissenschaftlichen Studien nach der Seite der öffentlichen Medicin hin für den practischen Heilkünstlerberuf ist denn auch die Ursache, dass äusserst wenig Aerzte diesem Studium obliegen, ja dass der unendlichen Mehrzahl derselben jeder Sinn dafür abgeht.

Es kann diess aber auch, abgesehen von dem Mangel der Verwendung dieser Kenntnisse, deshalb nicht Wunder nehmen, weil man auf deutschen Hochschulen entweder nichts hört von der öffentlichen Gesundheitspflege, oder höchstens einen nebenbei als Opus operatum losgelassenen trockenen Cathedervortrag. Später kommt dann die Praxis mit ihren vielverschlungenen Wegen, welche keine Musse lässt für derartige Studien, wie sie die nähere Kenntnissnahme von öffentlicher Gesundheitspflege verlangt, oder welche die Musse besser als zu solchen „brotlosen Künsten“ verwendet wissen will. Sind doch diese Studien nicht zu verwerthen für eine Vermehrung der Clientel — oft kann man derselben sogar unbequem werden, wenn man mit den Resultaten dieser Studien hervortritt.

So wird die öffentliche Gesundheitspflege, welche dem Heilarzte als solchem schon fern liegt, selbst in derjenigen Richtung, wo sie wesentlich ihre Wurzeln in der medicinischen Wissenschaft hat, von demselben kaum beachtet, viel weniger studirt. Der practische Staatsarzt bedarf aber noch weiterer, über die Medicin hinausgehender Kenntnisse, nämlich Kenntniss des Betriebes aller Fabriken und Gewerbe, also technologische — Kenntniss der Sitten, Gebräuche und Beschäftigungsweise der Bewohner, also ethnographische — Kenntniss der Bodenbeschaffenheit, also topographische und geognostische — Kenntniss der commerciellen und industriellen Einflüsse auf die Betheiligten, also volkswirthschaftliche Kenntnisse, endlich Kenntniss der Beschaffenheit gesunder Wohnung, Nahrungsmittel u. a. im gewöhnlichen Leben vorkommender Dinge und der zur Erforschung der guten oder schlechten Eigenschaften dienenden Mittel. Er muss ferner eine umfassende Kenntniss der zahlreichen Verordnungen im Medicinalwesen, Kenntniss des bürgerlichen und peinlichen Rechtes mit Bezug auf die Bedürfnisse des Richters, Kenntniss des Einflusses der verschiedenen Strafarten auf die geistige und körperliche Persönlichkeit des Sträflings, und Kenntniss des Gefängnisswesens besitzen.

Um alle diese Dinge kümmert sich der Heilarzt gar nicht und hat auch nicht das geringste Interesse, sich darum zu kümmern. Er bedarf für seine Zwecke weder Kenntniss der bürgerlichen und peinlichen Gesetzgebung, noch der Technologie, noch der Ethnographie und Topographie, noch der Volkswirthschaft, und von der ganzen Summe der Medicinalverordnungen nur die wenigen, die ihm eine Pflicht polizeilicher Anzeige auferlegen, oder eine polizeiliche Beschränkung seines therapeutischen Handelns enthalten.

Ich habe in dem Vorstehenden ein Bild gegeben, wie viel weitere Voraussetzungen die Thätigkeit eines Staatsarztes als die eines Heilarztes hat. Es leuchtet dabei ein, dass es naturgemäss ist, wenn wir wenige Heilärzte finden, die einem umfassenden Studium der öffentlichen Medicin, wie es für einen Staatsarzt erforderlich ist, auch nur näher zu treten unternehmen. Mit demjenigen, was zur Zeit für die Qualificirung zum gerichtlichen Arzt erfordert wird, sehen wir zwar manche Heilärzte sich beschäftigen, damit ist aber noch lange nicht dasjenige erreicht, was die öffentliche Gesundheitspflege unserer Jetztzeit erheischt.

Je grössere Fortschritte unserer Industrie durch die fast täglich neuen Erfindungen, durch die stets neuen Entdeckungen werden, je complicirter und verwickelter unsere socialen Zustände sich gestalten, je umfassender und grossartiger die Aufgaben des Staates werden, um so mehr haben wir Ursache, der öffentlichen Gesundheitspflege eine grössere Aufmerksamkeit zuzuwenden und ihr zu einer practischen Wirksamkeit zu verhelfen, damit nicht die Klagen, welche man jetzt schon vielfach hören kann, dass die complicirten Lebensaufgaben der Bevölkerung zu ihrem schliesslichen Körper- und Lebensbanquerott führen müssten, zur Wahrheit werden. Denn nur dann werden wir diesem wirklich drohenden Schicksal entgehen können, wenn wir alle unsere Kräfte richtig berechnen, richtig verwenden, die Hindernisse fortschaffen, welche ihrer Entfaltung entgegenstehen und alle Einrichtungen danach treffen, dass die vorhandenen Kräfte nicht nutzlos verkommen oder verderben. Diess wird aber nur dadurch geschehen können, dass wir den richtig erkannten Grundsätzen der Medicin einen steten und wirksamen Einfluss auf alle menschlichen Verhältnisse einräumen, d. h. eben so weit diess durch Einrichtungen und Maassnahmen geschehen kann, öffentliche Gesundheitspflege üben.

Diess ist die Pflicht und die Aufgabe des modernen Staates, der auf dieser Basis seine practisch noch ziemlich brach liegende Wohlfahrtspolizei zu entwickeln hat.

Wenn nun der ärztliche Stand eine Theilnahme an der öffentlichen Gesundheitspflege f o r d e r t, also seine Dienste anbietet, so ruft er damit eine eigenthümliche Lage hervor.

Sehen wir uns um in dem Gebiete desjenigen, was wir jetzt als Sanitäts- und Medicinalpolizei bezeichnen — die Anfänge einer öffentlichen Gesundheitspflege — so finden wir, dass alle dahin einschlagenden Gebiete daran kranken, dass Heilärzte, die nebenbei unter irgend einem Titel Staatsärzte sind, die technischen Organe dieser Branche sind, und dass die Executive den gewöhnlichen Polizeibehörden anheimfällt, die, mit anderen Geschäften überbürdet, kein nachdrückliches Interesse an der Sanitätspolizei nehmen, weil ihnen nothwendig das durchdringende Verständniss, selbst nach eingeholter technischer Belehrung, fehlt. Darin würde eine Commission der ärztlichen Corporation, welche statt des jetzigen Technikers fungirt, wenig ändern, und die Beanspruchung der Executive für eine solche Commission würde an sich schon ihre Bedenken haben, weil hier immer wieder die Ausführung einem oder mehreren der Mitglieder übertragen werden müsste. Gerade diesen Uebelstand fühlt man in Belgien, dass eine bestimmte und verantwortliche Mittelsperson fehlt, und man wünscht, sie durch Einführen einer unseren Staatsärzten ähnlichen Stellung zu gewinnen. Will aber die ärztliche Corporation ihre Theilnahme an der öffentlichen Gesundheitspflege nur dahin üben, wie die französischen und belgischen Conseils d'hygiène publique, und sich der bestehenden Physici, Amtsärzte etc. als executiven Organes bedienen, so muss die jetzige Lage unserer Physiker zuerst in Betracht gezogen werden, ob sie dazu geeignet sind.

Wir kommen damit zu der Frage, ob die öffentliche Gesundheitspflege wirksam von Aerzten geübt werden kann, deren Hauptbeschäftigung eine heilärztliche ist. Ich setze dabei voraus, dass die Personen, welche die staatsärztliche Stellung einnehmen, alle jene Vorkenntnisse besitzen, welche die Uebung öffentlicher Gesundheitspflege verlangt. Wie aber wird ein Staatsarzt, der zugleich und vorzugsweise Heilarzt ist, die schlechte Beschaffenheit von zum Verkauf gestellten Nahrungsmitteln untersuchen, wie die Controle fremden Eigenthums, so der Apotheken, Droguenhandlungen, industriellen Etablissements, Gewerbestätten, Wohnungen, was gerade in Rücksicht auf das öffentliche Wohl von der öffentlichen Gesundheitspflege verlangt wird, üben können, ohne seine Stellung als Heilarzt zu compromittiren. Muss er doch in allen diesen Angelegenheiten verderblichem oder gar betrügerischem Eigennutz, mindestens aber Vorurtheilen aller Art entgegentreten, und da liegt es denn bei der menschlichen Natur nahe, dass das in seinen Privatinteressen geschädigte Publicum von einer solchen Person als Heilarzt sich abwenden wird. Von einem Heilarzte aber, der nebenbei Staatsarzt ist, kann man es eben nicht verlangen, dass er das öffentliche Interesse wahre, um dabei, gerade weil er es wahrt — zu hungern. So sehen wir denn die Staatsärzte, welche in allen deutschen Ländern Heilärzte und hauptsächlich auf die Einkünfte aus heilärztlicher Praxis angewiesen sind, in einer Stellung, die wegen ihrer Nutzlosigkeit ebenso gut aufgehoben werden könnte. Initiative zu irgend einer sanitätspolizeilichen That geht kaum jemals von ihnen aus. Was haben sie auch für ein Interesse daran, das öffentliche Wohl wahrzunehmen, wo diese Wahrnehmung ihrem eigenen, materiellen Wohl ebenso viele Wunden schlägt, wo keine Dienstpflicht ihnen gebietet, etwas zu sehen, zu beobachten, was nothwendig gesehen und in Obacht genommen werden muss, wo endlich die Beseitigung von wirklichen Schädlichkeiten ganz ihrer Hand entrückt und sie auf ein trockenes Gutachten angewiesen sind, das mit mehr oder minderem Missverständniss oder auch wohl gar nicht von der executiven Polizei ausgeführt wird? Einige Beispiele mögen diess erläutern. So machte der Physicus, als ein Pfarrer in seinem Bezirk das Unglück hatte, seinen Sohn an der Wasserscheu zu verlieren, und keinerlei Vorsichtsmaassregeln dabei angewandt worden waren, die Landespolizei auf die Bestimmungen des Reglements vom 8. August 1835 aufmerksam. Die Landespolizei erfuhr damit etwas Neues, überzeugt sich aber aus dem Reglement über die Richtigkeit des sanitätspolizeilichen Antrages und — schickt den Gensdarmen zur Erledigung in das Haus des Pfarrers etwa acht Tage nach dem Begräbniss des unglücklichen Opfers jener Krankheit. Die Folge davon war, dass noch nach Jahren der Pfarrer behauptet, der Physicus habe ihm aus Hass den Gensdarmen über den Hals geschickt, und dass er seinen Einfluss aufbietet, um in seinem Dorfe eine heilärztliche Thätigkeit des Physicus nicht aufkommen zu lassen. — Ein Physicus nimmt bei einer Epidemie wahr, dass die vorgeschriebenen Desinfectionen unterlassen worden, und beantragt bei der Polizei, als öffentliche Auctionen solcher Sachen veranstaltet werden, doch vorher sich die genaue Ueberzeugung zu verschaffen, dass dieselben desinficirt wären; er erhält darauf die Antwort, dass die Polizei zwar das sanitätspolizeiliche Bestreben des Physicus anerkenne, sich aber solche Aufforderungen verbitten müsse. Für die Zukunft schweigt selbstredend der Heilarzt, der nebenbei Staatsarzt ist.

Beide Fälle liegen allerdings so, dass der Physicus die nach seiner Stellung nicht statuirte Unverschämtheit sich erlaubt hatte, eine Initiative zu ergreifen. Aber auch in anderen Fällen ist es nicht besser. Eine Gemeinde beschwert sich über die Ausdünstungen eines Teiches, der für die Anwohner Krankheiten erzeuge. Der von der Landespolizei requirirte Physicus untersucht den Teich, findet die Desinfection nöthig und giebt in seinem Gutachten an, wie dieselbe erfolgen müsse. Drei Wochen später erscheint ein Maurermeister beim Physicus, um anzufragen, wie viel Kalk er in den Teich schütten müsse. Auf die Erwiderung des Physicus, dass er es in seinem Gutachten nach der Grösse des Teiches angegeben, erwidert der Maurermeister: „Ja, so viel wendet der Eigenthümer nicht daran.“ Es wurden darauf so viel Schubkarren voll Kalk in den Teich gefahren, wie der Physicus etwa Fuhren verlangt hatte.

Solche Facta sprechen für sich selber, und ich glaube nicht, dass es eines weiteren Commentars bedarf, um einleuchtend sein zu lassen, dass die öffentliche Gesundheitspflege dadurch auf einen anderen Standpunct nicht gebracht wird, dass die technische Stellung der Physici durch Conseils oder Commissionen der heilärztlichen Corporation versehen wird. Im Gegentheil dürfte dadurch leicht der Nachtheil entstehen, dass selbst das schwache Abbild der öffentlichen Gesundheitspflege, die Sanitätspolizei, ganz aufhörte, wenn nicht diese Commissionen gesonnen sind, ihre Arbeit und Zeit der Staatsgewalt unentgeltlich zur Disposition zu stellen. Denn sagen wir es nur gerade heraus, die Sanitätspolizei krankt principaliter am Geldpuncte, und erst zu zweit an dem Personal der Staatsärzte.

In der ersten Beziehung kommen wir auf denjenigen Punct, der jede Wirksamkeit der Staatsärzte untergräbt, nämlich die Besoldungsfrage.

In keinem deutschen Staate ist die Besoldung der Staatsärzte eine auskömmliche, d. h. eine solche, welche einen Mann in der Stellung, die ein Staatsarzt einnehmen muss, ernährt, vielmehr wird der Staatsarzt überall auf seine Einnahmen als Heilarzt hingewiesen und danach seine Besoldung bemessen. Sie erscheint überall, selbst noch in Bayern, wo sie am reichlichsten ist, nur als ein Aversum für ein Nebengeschäft, während doch ein Staatsarzt der Jetztzeit, will er allen denjenigen Anforderungen nachkommen, welche Wissenschaft und Medicinalverwaltung an ihn stellen, in grösseren Bezirken gar keine, in kleineren nur wenig Zeit hat, auf Praxis zu gehen.

Was folgt aber daraus, dass man einen Beamten unzulänglich besoldet? Man muss ihm, da man ihn eben nicht bezahlt, Manches nachsehen, wahrlich nicht im Interesse des Sanitätsdienstes, denn die Unzulänglichkeit des Diensteinkommens zwingt den Staatsarzt, auf heilärztliche Praxis sich zu verlegen, weil es zuerst und vor allen Dingen „leben" heisst. Da die Besoldung aber in den meisten Staaten so unzulänglich ist, dass beim besten Willen selbst ein einzeln stehender Mann nicht davon leben kann, so ist es natürlich, dass die heilärztliche Praxis die Hauptsache bleibt und die staatsärztlichen Geschäfte nur nebenbei berücksichtigt werden.

So wird denn in manchen Staaten der Staatsarzt vollständig von der ihm im Interesse des öffentlichen Wohles nothwendigen Stellung gedrängt, er wird zu einem Staatsheilarzt, d. h. einem Techniker, den die Administration, ja sogar die Justiz in wesentlich ihn angehenden Fällen übergehen kann. In Preussen ist z. B. durch Ministerialverfügung vom 24. März 1832 das amtlich technische Zutreten der Physici bei Contagionen von der Entscheidung der Polizeibehörde, und auf dem platten Lande von der des Landraths abhängig gemacht. Diese nichttechnischen Behörden haben über die Nothwendigkeit der Zuziehung zu befinden, und um keinen Zweifel zu lassen über den Grund, heisst es am Schluss, dass die Physici nicht zu unnöthigen Reisen im Kreise veranlasst werden sollen, der Kosten wegen. Es ist ferner verordnet, dass die Aufhebung einer Leiche — die überhaupt nur stattfindet, wenn Jemand unter ungewöhnlichen Umständen zu Tode gekommen ist — durch den Untersuchungsrichter ohne Zuziehung des Physicus zu geschehen hat, und erst, wenn der Untersuchungsrichter findet, dass in casu der Verdacht einer Schuld eines Dritten entsteht, ist er verpflichtet, den Gerichtsarzt zu requiriren — blos der Kostenersparniss gegenüber den Staatsärzten wegen. Dass es nicht auf Kostenersparniss überhaupt abgesehen ist, beweist folgender Fall: Auf die Anzeige einer ländlichen Ortspolizei, dass eine Person erheblich verwundet sei, begiebt sich der Untersuchungsrichter mit dem Actuar an Ort und Stelle, um den Thatbestand festzustellen, also, um eine ärztliche Diagnose zu stellen. Nachdem diess geschehen, wird nicht etwa der Gerichtsarzt requirirt, sondern die Ortspolizeibehörde, um anzuzeigen, welcher Arzt den Verwundeten behandele, damit dieser vernommen werden könne, um den dennoch trotz der gerichtlichen Localuntersuchung nicht festgestellten objectiven Thatbestand festzustellen. Erst mit dieser Aufforderung wenden sich die Angehörigen des Verletzten, die sich bis dahin mit den Künsten eines ländlichen Heildieners begnügt hatten, an einen Arzt, dieser war zufällig der Gerichtsarzt, so dass derselbe am vierten Tage nach dem Vorfall, und nur in seiner Eigenschaft als Heilarzt, von dem Vorfall Kenntniss nahm. Der Physicus ist also auf die Stelle eines Experten gedrängt, der ex jure proprio nichts thun, auch nicht einmal verlangen kann, gehört zu werden. Ist es mir doch sogar vorgekommen, dass das Einzige, was er eigentlich noch verlangen kann, nämlich die Vornahme der gerichtlichen Sectionen, ruhig und mit Kenntniss der Staatsanwaltschaft von zwei Privatärzten vollzogen wird. Er schrumpft daher zu einem Experten zusammen, der die Expertise, welche ihm von den Behörden aufgetragen wird, nur nicht ablehnen darf, während ein anderer Heilarzt sie ablehnen kann. Wir dürfen uns diesen Thatsachen gegenüber nun nicht dem nothwendigen Schlusse entziehen, dass wir trotz angestellten Physicis Sanitätsbeamte und Gerichtsärzte nicht haben, und dass der Staat in dem Gehalte der Physici, selbst bei 200 Thalern, einen theuern Preis für einen Experten zahlt, der nur nicht ablehnen darf, bei dessen sparsamer und späterer Zuziehung aber oft genug der objective Thatbestand, gerade seine und wesentlich seine alleinige Aufgabe, stark verwischt und getrübt wird.

Der Physicus selbst aber ist wegen mangelnder Initiative, wenn er sanitätspolizeiliche Missstände zur Sprache bringt, in die Categorie gewöhnlicher Denuncianten versetzt, und wird als solcher auch von der executiven Polizei angesehen, wie mir diess erst neulich passirt ist, wo ich die executive Sanitätspolizei auf die Gefährlichkeit der jetzt Mode gewordenen chemischen Spielereien aufmerksam machte. Er wird daher, wenn er wirklich überhaupt Sinn für öffentliche Gesundheitspflege hat, oder ihn sich bewahrt hat, wohlthun, allen sanitätspolizeilichen Missständen gegenüber beide Augen zu schliessen, damit er nicht zu oft dem Publicum als Denunciant erscheint, und seine heilärztliche Stellung vollständig untergräbt. Denn abhelfen kann er so wie so nicht, und mit dem Unterlassen einer derartigen Anzeige verletzt er keine seiner Pflichten. Er wird, falls er nicht von vornherein seine staatsärztliche Stellung als ein Mittel angesehen hat, seine heilärztliche zu poussiren, sich in die Rolle eines Nenners ohne Zähler finden müssen, so schwer es ihm wird und so oft ihm doch manchmal noch sein sanitätspolizeiliches Gewissen einen Streich spielt. Der preussische Physicus ist bei dieser Stellung der deutschen Staatsärzte im grossen Ganzen glücklich gegen seine anderen Collegen, er trägt den Zwiespalt zwischen Staats- und Heilarzt nur in seinem Gewissen, weniger in seinen Pflichten; denn er ist nichts als ein Staatsheilarzt.

Anders aber wird es, wo die Stellung des Staatsarztes eine weniger nihilistische ist. Da muss der Staat sich ernstlich fragen, ob er von einem unzukömmlich besoldeten Staatsarzt wirklich erwarten kann, dass er ein tüchtiger Gesundheitsbeamter sein wird.

Die öffentliche Gesundheitspflege verlangt so manches Entgegentreten gegen eingewurzelte Vorurtheile, so manche Eingriffe in das Privateigenthum, so manche Controle von Personen — alles Verrichtungen, die mit einem mehr oder minder grossen Odium vor den Augen derer, die im Interesse öffentlichen Wohles beschränkt werden müssen, verbunden sind. Wie, frage ich, ist es möglich, dass der Staatsarzt einem Fleischer sein schlechtes Fleisch, einem Brauer sein schlechtes Bier confisciren, dass er die Sperrmaassregeln bei Epidemien, Epizootien handhaben, dass er auf Wegschaffen hier einer gesundheitswidrigen Düngergrube, dort einer gesundheitsschädlichen Einrichtung eines technischen Gewerbes dringen, dass er auch nur die Hülfsgewerbe des ärztlichen Standes, die Apotheken, die Heildiener und Hebeammen, controliren kann, ohne sich durch alles diess erheblichen Schaden in seiner Stellung als Heilarzt zu thun? Er wird daher hier Rücksicht nehmen, dort übersehen, was nicht übersehen werden darf, weil er von seiner Thätigkeit als Heilarzt leben muss, und weil ein Heilarzt niemals unabhängig ist von seiner Clientel. Denn es hiesse wahrlich Uebermenschliches verlangen, wollte man erwarten, der Staatsarzt brächte alle die oben angeführten Maassregeln in Anwendung, setzte sich zu den vielen, mit dem öffentlichen Wohl collidirenden Privatinteressen in Opposition und — hungerte bei seinem unzulänglichen Gehalte als Staatsarzt.

So kommt es denn, dass wir überall in Deutschland, hier schon wegen unzukömmlicher Stellung, dort wegen unzulänglicher Besoldung, die Stellung des Staatsarztes mehr oder minder von der des Heilarztes überwuchert sehen.

Wir sind damit zu dem zweiten Puncte gekommen, dass die öffentliche Gesundheitspflege an dem Personal der vorhandenen Staatsärzte krankt, und haben diess aus ihrer Stellung erklärt. Aber, müssen wir weiter fragen, sind auch die jetzigen Staatsärzte fähig, Alles das zu erfüllen, was als Forderung der öffentlichen Gesundheitspflege aufgestellt werden muss, nach der ihnen beiwohnenden persönlichen Qualification? Diess müssen wir freilich für die überwiegende Mehrzahl der im Amte befindlichen Staatsärzte verneinen. Wollte man aber diese Unfähigkeit für eine absolute erklären, so würde man den angestellten Staatsärzten, wie dem gesammten ärztlichen Stande ein schreiendes Unrecht thun. Auch hierin tragen wesentlich äussere Verhältnisse die Schuld, welche bereits mit der Bildung der Aerzte beginnen und nur in der Stellung im practischen Leben ihre Fortsetzung finden.

Auf deutschen Hochschulen ist der Unterricht in der gerichtlichen Medicin — dieser noch am Besten bestellten Seite der öffentlichen Medicin — meist irgend einem anderen Fachprofessor mitüberwiesen, und dieser absolvirt dann, gemäss einem derartigen Arrangement, die Medicina forensis als ein Opus operatum, oft nur in einem zwei- bis dreistündigen Colleg. Die Universität Berlin allein macht hierin eine Ausnahme. Für die andere, und noch viel wichtigere Seite der öffentlichen Medicin, die Administrativmedicin, geschieht auf deutschen Hochschulen Nichts.

Bei dieser Lage des Unterrichts in der öffentlichen Medicin kann es nicht Wunder nehmen, wenn der junge Arzt sein Colleg über Medicina forensis gleichfalls als eine äusserste Nebensache ansieht, und von der Möglichkeit einer Administrativmedicin gar keine Ahnung erhält. Nun kommt der junge Arzt nach den absolvirten heilärztlichen Prüfungen in die Praxis, und sein ganzes Streben geht dahin, sich dem Publicum als ein annehmbarer Heilarzt zu zeigen. Von der gerichtlichen Medicin wird er nur insofern berührt, als er vielleicht dann und wann ein Gutachten über eine Verletzung abzugeben hat, dessen Werth meist ein äusserst geringer ist, weil es von einem heilärztlichen Standpuncte aus abgegeben wird. Er erfährt dabei Kreuz- und Querfragen, vielleicht auch eine Correctur des Richters, und hatte er ja noch etwas persönliches Interesse für Fälle gerichtlicher Art, so geht diess durch solche, nothwendig von der richterlichen Erörterung des Falles bei ungenügenden Gutachten gebotene Vorkommnisse verloren. Von der Administrativmedicin erfährt er nichts, als soweit Mängel derselben ihn in seinem heilärztlichen Treiben stören oder incommodiren. Diese wird er als ein unvermeidliches Schicksal hinnehmen, sich seine eigene Abwehr zurecht machen; aber eine weitere Aufmerksamkeit der Sache selbst nicht schenken. Die Medicinalpolizei ist ihm meist ein ganz unbekanntes Feld, so dass es vorkommen kann, dass ein seit länger als 30 Jahren practicirender Arzt in Unkenntniss darüber ist, dass er Pockenerkrankungen anzumelden hat.

Der Heilarzt hat sich also in den ersten Jahren ärztlicher Praxis gar nicht um die öffentliche Medicin gekümmert. Jetzt fällt es ihm, entweder aus einem rein äusseren Grunde, weil die Aussicht auf eine baldige Vacanz der staatsärztlichen Stelle in seinem Wohnorte, die er als Nebenamt noch gern mitbesitzen möchte, eintritt, oder aus einem besseren, weil er sich Sinn für wissenschaftliche Studien bewahrt und aus irgend welchem günstigen Zufall die interessante Seite staatsärztlicher Studien kennen gelernt hat, ein, sich für eine staatsärztliche Stellung zu qualificiren. Er studirt, ein reiner Autodidact, dasjenige, was nothwendig ist, um die vorgeschriebene Prüfung abzulegen. Oft lässt er die angefangenen Studien wieder liegen, oft vollendet er selbst die begonnene Prüfung nicht — er kann der Sache keinen Geschmack abgewinnen, oder der Hindernisse erscheinen ihm zu viele, oder er kann sich von seiner heilärztlichen Thätigkeit und dem, was darum und daran hängt, keine Musse zu ernsten Studien abgewinnen. Schon hieraus kann man entnehmen, dass nur Wenige von einem inneren Drange zu staatsärztlichen Studien getrieben werden — und man kann diess gegenüber den Leistungen der deutschen Hochschulen in diesem

Fache nicht wunderbar finden; denn dem Studirenden wird ja kein Weg gewiesen, wie er diese Studien angreifen und forttreiben soll.

Eine Anzahl von Heilärzten hat aber doch die Prüfungen absolvirt und sich zum Staatsarzt qualificirt, damit hat aber noch keiner von ihnen eine Stellung als solcher errungen. Will es dann der günstige Zufall, dass einer dieser Heilärzte, der noch in jüngeren Jahren und aus Neigung zu staatsärztlichen Studien sich die staatsärztliche Qualification erworben hat, bald eine staatsärztliche Stellung erlangt, so könnte er ein guter Staatsarzt werden, wenn nicht hier unzukömmliche Stellung, dort unzulängliches Gehalt seinen staatsärztlichen Eifer erkalten liessen und seine Thätigkeit in andere Bahnen, zum Theil aus der bitteren Nothwendigkeit, sich den nothwendigen Lebensunterhalt zu erwerben, lenkten. Der grossen Mehrzahl aber wird es gar nicht so gut. Sie haben die staatsärztliche Qualification erlangt, aber können wegen der Unzulänglichkeit des Gehalts nicht jede offene Stelle annehmen; die, welche sie annehmen könnten, werden nicht offen, und so stehen sie denn, rein auf die heilärztliche Thätigkeit hingewiesen, staatsärztlichen Angelegenheiten durchaus fern, und machen, nachdem die ohnehin mässig gewesenen staatsärztlichen Studien geruht, oder vielleicht vergessen sind, entweder nie (was das Beste ist), oder nach langen Jahren, nicht immer im Interesse des Dienstes, Anspruch auf eine staatsärztliche Stellung.

Bei diesem Bildungsgange, dieser Art des Einrückens in staatsärztliche Stellungen darf man sich nicht verwundern, wenn das Personal der Staatsärzte im Dienst nicht immer ein genügendes ist. Man hüte sich aber wohl, den Personen einen Vorwurf daraus zu machen; denn nur die äusseren Verhältnisse und die äusseren Einrichtungen sind die Factoren des Mangels, der sich in den Personen finden dürfte. Der ärztliche Stand als solcher muss es ablehnen, dass er unter seinen Angehörigen nicht das hinreichende Material besitzt, um Staatsärzte in der vollsten und umfassendsten Bedeutung für alle staatsärztlichen Stellungen zu liefern.

Es ist bereits oben auseinandergesetzt worden, wie viel umfassender die Voraussetzungen für einen Staatsarzt, wie anders die Thätigkeitsrichtung desselben ist, als die eines Heilarztes, und darum kann ich in einem Verlangen des heilärztlichen Standes, etwa nach Art der französischen Conseils d'hygiène publique et de salubrité, Theil zu nehmen an der öffentlichen Gesundheitspflege, keine practische Förderung der letzteren sehen. Ich möchte dieser Forderung gegenüber eher die Warnung aussprechen, der ärztliche Stand möge sich hüten, Pflichten, die der Staat als solcher hat, auf die eigenen Schultern zu nehmen, und dadurch Veranlassung zu geben, dass die theoretische Stellung der öffentlichen Gesundheitspflege, wie sie es jetzt leider ist, verewigt werde.

Nicht der ärztliche Stand bedarf des Staates; er kann als heilärztlicher ohne jeden Staat existiren. Wohl aber bedarf der Staat die Verwerthung ärztlichen Wissens in seiner Justizpflege wie in seiner

Administration. Seine Sache ist es daher, sich dieses ärztliche Wissen in der besten, seinen Zwecken am dienlichsten Weise zu verschaffen; denn er hat die Justizpflege zu üben und die Administration zu führen.

Wie wir oben bereits erörtert haben, ist heilärztliche und staatsärztliche Thätigkeit nicht zweckmässig in Einer Person vereinigt. Es wird stets die letztere darunter leiden, bis zu ihrem vollständigen Aufhören. Der Staat hat daher zuerst Aerzte, denen er die Möglichkeit besserer Ausbildung durch geeignete Einrichtungen auf seinen Hochschulen geboten hat, und die sich gemäss dieser Ausbildung für den staatsärztlichen Dienst qualificirt haben — als Staatsärzte anzustellen, denen er ein vollkommen auskömmliches Gehalt giebt. Nur dann, wenn der Staat diess thut, kann er verlangen und darauf rechnen, dass seine Interessen vollständig von diesen Beamten wahrgenommen werden. Er könnte daher sehr wohl, unter diesen Umständen, den Staatsärzten die Ausübung heilärztlicher Praxis gänzlich untersagen. Es liesse sich vom Rechtsstandpuncte aus dagegen nichts sagen, und dürfte, um keinerlei Ausflüchte zu beschönigen und Halbheiten hervorzurufen, sich vielleicht empfehlen. Es verstösst aber nichts gegen das Princip, weil die öffentliche Gesundheitspflege in dem Einzelheilberufe wurzelt und eine gewisse Berührung des Staatsarztes mit dem Treiben des Einzelheilberufes nicht unzweckmässig ist, wenn dem Staatsarzt die Praxis nicht geradezu verboten wird; nur wird der Staat immer darauf sehen müssen, dass ein solcher Staatsarzt in erster Linie Staatsarzt, und erst in zweiter Heilarzt ist, und dass er sich vorbehält, wo irgend wie Unzuträglichkeiten für den öffentlichen Dienst daraus entstehen, das Verbot der Praxis auszusprechen.

Will der Staat die beiden Branchen, in denen er ärztliches Wissen gebraucht, im Personenstande trennen, so dass er besondere Sanitätsbeamte und besondere Gerichtsärzte anstellt — eine Maassregel, die allerdings wegen des Gebietsumfanges der öffentlichen Gesundheitspflege sich empfiehlt — so wird für jene ersteren das Verbot heilärztlicher Praxis sich am ehesten nothwendig machen, weniger für den Gerichtsarzt, dem sogar gewisse heilärztliche Geschäfte, wie die Behandlung der Gefangenen in seinem Wohnorte, direct übertragen werden müssen.

Die Anstellung eines besonderen Gerichtsarztes ist überhaupt, abgesehen davon, dass die gerichtsärztliche Anschauung eines Krankheitsfalles eine andere ist, als eine heilärztliche, und dass deshalb die Studienrichtung eine andere sein muss, nur insofern von Wichtigkeit, als den bei der gerichtlichen Procedur betheiligten Personen dadurch eine erhöhte Garantie in der Rechtspflege gegeben wird, dass der Richter, wenn er technisch-ärztliches Wissen gebraucht, an die Requisition eines bestimmten, staatlich angestellten Sachverständigen gebunden ist. Deshalb, und namentlich, um der mehr und mehr überhand nehmenden Unsitte zu steuern, ärztliche Gutachten in die advocatorische, mit Dialectik und Scheingründen sich breit machende Erörterung zu ziehen (eine Erscheinung, die nicht im Interesse der Rechtspflege ist, wohl aber verwirrend auf die Gemüther der Geschworenen wirkt), erscheint die Beibehaltung besonderer Gerichtsärzte wünschenswerth. Ob es gerade für jeden Bezirk zwei angestellte Personen geben müsse, ist eine andere Frage; jedenfalls ist die Stellung des Kreiswundarztes zu entbehren, wo ihm keine weitere Function überwiesen ist, als die Theilnahme an den gerichtlichen Sectionen. Diese kann sehr wohl von einem der nächstwohnenden Heilärzte versehen werden, und werden diese gewiss dazu bereit sein, wenn ihnen für ihre Arbeit ausreichende — nicht die jetzigen Gebühren des Kreiswundarztes — Taxen gezahlt werden.

Es muss daher die Anstellung Eines Gerichtsarztes für den Bezirk eines Kreisgerichts für nothwendig erachtet werden, und seine Stellung muss eine derartige sein, dass er im Gehalt mit den Kreisrichtern rangirt. Er hat dagegen für seine Amtshandlungen keinen Anspruch auf Entschädigung, wohl aber, wie der Kreisrichter, bei Untersuchungen ausserhalb seines Wohnortes Anspruch auf Reisekosten und Diäten. Es wird damit jene, oft rein aus finanziellen Gründen eintretende Erwägung, ob in diesem oder jenem Falle der Gerichtsarzt zugezogen werden solle oder nicht, fortgeschafft und dem Gerichtsarzt wenigstens einigermaassen diejenige Stellung eingeräumt, welche ihm als derjenigen Person gebührt, die oft genug materiell das Urtheil zu finden, wenn auch nicht formell zu sprechen hat.

Diesem beamteten Arzte kann sehr wohl die heilärztliche Praxis gestattet werden, ja es ist in mancher Beziehung sogar wünschenswerth, da seine ganze amtliche Thätigkeit sich um die Beurtheilung der Krankheiten und Todesfälle von Individuen dreht, nur nach der Seite hin, wie das Bedürfniss der Rechtspflege diese Beurtheilung verlangt. Er wird daher, seine gerichtsärztliche Bildung vorausgesetzt, aus der Ausübung heilärztlicher Praxis nur weitere Erfahrungen sammeln können, welche seiner amtlichen Stellung zu Gute kommen.

Ganz anders steht darin der Staatsarzt, welcher die Sorge für öffentliche Gesundheitspflege üben soll. Er hat mit dem Einzelheilberufe gar nichts zu thun und kann aus demselben nur insofern für seine Aufgabe Vortheile gewinnen, als eine medicinische Statistik ihm Massenmaterial bietet. Seine Thätigkeit wendet sich mehr der kritischen Beobachtung zu, um aus ihr die Prophylaxe für der Masse drohende Schädlichkeiten zu gewinnen.

Um diess beides zu können, muss dieser Staatsarzt, der eigentliche Sanitätsbeamte, für das Inslebentreten seiner Thätigkeit unabhängig sein von an ihn gelangenden Anzeigen und demnächstiger Requisition anderer Behörden, mit anderen Worten, er muss nicht blos das Recht, sondern die Pflicht der Initiative für alle Verhältnisse haben, welche das öffentliche Gesundheitswohl angehen. Da aber wesentlich für Beurtheilung aller dieser Verhältnisse die persönliche Einnahme des Augenscheins nothwendig ist, so muss dieser Sanitätsbeamte, neben einem auskömmlichen Gehalt, einen solchen Dienstaufwand erhalten, dass er Pferde und Wagen halten kann, und für seine Dienstreisen unabhängig ist von der Entnahme von Reisekosten. Denn anderenfalls würde sehr oft eine nothwendige Reise unterbleiben, und man würde namentlich von diesem Beamten nicht verlangen können, dass er sich in fortlaufender Kenntniss von allen Verhältnissen seines Bezirks erhielte, die für die öffentliche Gesundheitspflege in Betracht zu ziehen sind.

Es ist ferner aber nöthig, dass dieser Beamte auch Executive hat, d. h. dass er nicht mit den für nothwendig erkannten Anordnungen erst an eine andere Be örde zu gehen hat, um die Ausführung zu beantragen, sondern er muss selbstständig die localen Polizeibehörden zur Befolgung seiner Anordnungen anweisen können. Natürlich wird er dabei an Generalverordnungen im Sanitätswesen gebunden sein müssen, allein die Anwendung derselben auf den Einzelfall ist ausschliesslich seine Sache. Er dient für alle das Sanitätswesen angehende Angelegenheiten als die erste Instanz einer Administrativjustiz, deren Wohlthat das Publicum bald empfinden wird, wenn dieselbe so eingerichtet wird, wie jede Administrativjustiz eingerichtet werden sollte, d. h. dass der Beamte für den Schaden, welcher durch seine Anordnungen ausserhalb des Gesetzes entsteht, nicht blos verantwortlich, sondern entschädigungsverpflichtet den Privaten gegenüber ist.

In den Händen eines solchen Beamten wird die öffentliche Gesundheitspflege wohl aufgehoben sein. Sie wird nur durch einen solchen zu derjenigen practischen Wirksamkeit gelangen, welche allein die Einführung der Wohlthaten der wissenschaftlichen Forschung in der Hygieine in das Leben der Völker verbürgt. Denn wie der Einzelheilarzt die Physiognomie seines Clienten in's Auge fasst, so wird ein solcher Staatsarzt stets im Stande sein, den Pulsschlag des Volkes zu beobachten, und wie jener bei Abweichungen von der Norm seinen Clienten warnt, so wird dieser die erforderlichen Maassregeln ergreifen, um die Gesundheit der Massen zu erhalten. Mangelt ihm zu dem letzteren die Autorität, so wird er dastehen wie ein Wegweiser, dem man die Arme abgeschlagen, er wird die Scheidung des Weges markiren, aber nicht den richtigen anzeigen. Glaubt man aber gar, ohne eine fest besoldete, angesehene Stellung mit selbstständiger Initiative einen Sanitätsbeamten besitzen zu können, so ist man darin so weit von dem Verständniss öffentlicher Gesundheitspflege entfernt, dass man sich ja nicht damit brüsten mag, für dieselbe irgend Etwas gethan zu haben.

Wohl weiss ich, dass mit der Forderung einer solchen Stellung für einen Arzt in der bereits lange eingerichteten Hierarchie des Staates etwas den Juristen, den Administrativbeamten unerhört Erscheinendes ausgesprochen wird; allein diese Forderung ist tief in dem Wesen der öffentlichen Gesundheitspflege begründet. Denn um das Nöthige und Mögliche in diesem Gebiete zu leisten, muss der Arzt eine Stimme erhalten in allen Fragen, welche die öffentliche Gesundheitspflege betreffen, und es darf ein Recht, ja eine Pflicht, welche einem ärztlich gebildeten Individuum allein möglich ist zu erfüllen, nicht fort und fort an Juristen und Advocaten, oder Krämer und Bauern, oder Regierungsbeamte und Bürgermeister überlassen werden.

Freilich so lange die Medicin ausschliesslich ihr Augenmerk auf die heilärztliche Thätigkeit richtete, konnte eine solche Forderung nicht erhoben werden; aber jetzt, wo die Bahnen wissenschaftlicher Hygieine eröffnet sind, wo die Medicin anfängt, ihr Streben wesentlich dahin zu richten, eine volkswirthschaftliche Kunst zu werden, da darf man sie nicht von dem lebendigen Boden des Volkslebens zurückdrängen und in die idealen und damit oft unpractischen Sphären der theoretischen Wissenschaft verweisen.

Ist doch die Hygieine ein Gebiet, das seine Quellenstudien nur machen, seine Fortbildung nur dadurch erfahren kann, wenn die Quellen zur Einsicht dargelegt werden; für die Massen nur dann, wenn das Leben des Volkes in allen seinen Beziehungen studirt werden kann. Diess wird einem Arzt niemals möglich werden, der in dem heilärztlichen Berufe seinen Lebensunterhalt zu suchen hat, sondern nur einem Beamten, dem heilärztliches, aber noch darüber hinausgehendes ärztliches Wissen zu Gebote steht, und dessen materielle Stellung es ihm ermöglicht, diese Studien zu treiben. Noch weniger aber wird ein ärztlicher Laie die Gegenstände erfassen können, auf welche sich die Sorge für die öffentliche Gesundheit zu richten hat; er wird ihnen allen nur insofern Aufmerksamkeit schenken, als sie ihn persönlich bedrücken und bedrohen, und noch da wird er oft in seiner Beschuldigung den falschen Weg betreten, und Unschuldiges beschuldigen, Schädliches aber oft gar nicht erkennen.

Blicken wir nun aber auf das jetzt vorhandene bescheidene Rudiment der öffentlichen Gesundheitspflege, so sehen wir ein Stückchen Polizei in den Händen der gewöhnlichen und hauptsächlich ausgebildeten Sicherheitspolizei, welches mit einem Auge nach der Gesundheit blickt, oft aber mehr wie eine Stiefmutter nach dem fremden, gleichgültigen Kinde, und deren erster Grundsatz öfter scheint, sich möglichst wenig um alle Hauptübel oder gründliche Mittel zu kümmern. Es soll damit diesen Behörden kein Vorwurf gemacht werden, solche Zustände liegen eben in der Sache selbst. Denn wie kann man eine genügende Executive von Personen erwarten in Angelegenheiten, die ihrem Verständniss und damit ihrem Interesse so fern liegen, wie die Aetiologie des körperlichen Wohles der Massen. Schon so mancher Heilarzt wird diese Fragen als müssige, die Mittel dagegen als vergebliche ansehen und sich mit dem Vorhandensein der Thatsache begnügen, darf man da über die Unthätigkeit der ärztlichen Laien sich wundern, zumal da ihnen genug andere, ihrem Verständniss nähere und deshalb ihnen wichtiger erscheinende Pflichten auferlegt sind?

Die öffentliche Gesundheitspflege, deren Aufgaben für die Jetztzeit so umfangreiche geworden sind, dass nicht einmal die ausschliessliche heilärztliche Bildung genügt, um die Functionen eines Sanitätsbeamten auszufüllen, darf daher nur an besonders zu diesem Zweck ausgebildete ärztliche Techniker übertragen werden, und sie kann keinen anderen Persönlichkeiten übertragen werden, weil die Grundlage derselben eine ärztliche ist, wie schon Descartes sagt: „Si l'espece humaine peut être perfectionée, c'est dans la médicine qu'il faut en chercher les moyens."

Bei der Bedeutung und dem Umfange der öffentlichen Gesundheitspflege, die einen ärztlichen Blick in fast alle Verhältnisse des menschlichen Lebens zur Erfüllung ihres Zweckes nöthig hat, muss die Stellung des Sanitätsbeamten eine materiell so gesicherte sein, wie wir sie bisher skizzirt haben, ja sie darf nicht einmal dadurch in ihrem Ansehen untergraben werden, dass der Staat den Staatsarzt auf die entfallenden Taxen anweist, welche Private jetzt für von ihnen verlangte amtsärztliche Untersuchungen und Atteste zahlen.

Wenn Jemand jetzt ein amtsärztliches Attest gebraucht, so wendet er sich an den Physicus, natürlich in der Absicht, dasjenige Attest zu erhalten, was seinen Wünschen entspricht, und er glaubt, darauf einen begründeten Anspruch zu haben, weil er es bezahlt. Dieser Gedankengang beim Publicum ist natürlich, weil es den nur von ihm gekannten Beziehungen zu den Heilärzten entspricht, und man darf daraus dem Publicum keinen grossen Vorwurf machen. Wie aber steht es mit dem Physicus? Er findet einen nicht begründeten Anspruch. Er eröffnet diess dem Petenten, der aber nicht so leicht abzuweisen ist. Petent bietet vielleicht, in mehr oder weniger unverschämter Weise, einen erhöhten Lohn für die Erfüllung seines Verlangens, jedenfalls verdirbt er durch längeres Petitioniren die Zeit des Physicus, die dieser doch nothwendig zu seinem heilärztlichen Erwerbe anzuwenden hat. Was geschieht? Entweder bleibt der Physicus bei seiner Weigerung, und er hat dann einen Clienten für seine heilärztliche Stellung beleidigt und zugleich seine Zeit umsonst hingegeben; denn freiwillig zahlt ein solcher Petent in einem derartigen Falle Nichts — oder er hat dem Andringen, nur um seine Zeit nicht allzulange verderben zu lassen, nachgegeben und ein mehr oder minder geschraubtes Attest ausgestellt. Welchen Werth hat ein solches Attest? Oder wie oft wird man erwarten können, dass ein unzukömmlich besoldeter Physicus sich seine heilärztliche Praxis, von der er leben soll, verdirbt und die Ausstellung unterlässt?

Bei der jetzigen Stellung der Physici wird es ihnen rein unmöglich, die dienstliche Ehre gegenüber dem Publicum aufrecht zu erhalten; aber auch einen auskömmlich besoldeten Sanitätsbeamten darf man nicht in die Stellung versetzen, dass vom Publicum um seine Amtshandlungen gefeilscht wird. Was würde man dazu bei irgend einer anderen Behörde sagen, wollte man die Beamten in eine ähnliche Stellung versetzen? Würde man da nicht meinen, der Werth und die Glaubhaftigkeit des Beamten ginge vollständig verloren? Hat man nicht in dieser Meinung die Mehrzahl der früher bestandenen sogenannten Denunciantenantheile selbst bei den niederen Beamten der Polizei aufgehoben?

Wahrlich, dem gegenüber muss sich der ärztliche Stand für die gute, ihm zugemuthete Meinung bedanken. Aber sind die Thatsachen auch dieser Meinung entsprechend?

Man klagt oft über die Schwülstigkeit ärztlicher Atteste, welche für den Gebrauch erst wiederum noch eine Kritik der Nichttechniker erfahren müssen, um den Kern der Sache herauszufinden, und ist geneigt, diess darauf zu schieben, dass die Aerzte ja nicht in Geschäftssachen amtlicher Natur Bescheid wüssten. Etwas mag daran richtig sein, aber ist der Gedanke noch nie gekommen, dass in diesen langen Exposés sich der Heilarzt mit dem staatsärztlichen Gewissen abfinden will? Dass der Heilarzt nicht sagen mag, was der Staatsarzt sagen müsste? Und wie viel hängt ab von den amtsärztlichen Attesten? Annahme, Entlassung, Beurlaubungen von Staatsbeamten aller Categorien. Mir ist es oft genug wie eine Ironie des Schicksals erschienen, dass man in so wichtigen Sachen auf den überkärglich besoldeten, in der Bureaucratie sonst kaum angesehenen Physicus recurrirt — und dass die Herren, welche in unseren eigensten Sachen, in der Ausübung der öffentlichen Gesundheitspflege, unsere Meister spielen, in diesen Angelegenheiten als die demüthigen Petenten erscheinen. Freilich werden auch diese Atteste, wie unsere Recepte, als die Ablassbriefe betrachtet, die, wenn auch nicht gerade zutreffend, doch ad hoc passend sind. Damit kann aber dem Staate nicht gedient sein. Er braucht Atteste ärztlicher Art oft genug, von denen er verlangen muss, dass die integre Wahrheit derselben über jede Anzweifelung erhaben ist. Er darf daher seine Sanitätsbeamten auch nicht mit irgend einem Theile seines Einkommens auf entfallende Taxen anweisen. Mag er die Taxen für dergleichen Leistungen durch seine ärarischen Cassen und zu seinem Vortheil einziehen, aber den Sanitätsbeamten muss er damit verschonen, ihn muss er mit seinem Gehalte so stellen, dass er keinerlei Taxbezug nothwendig hat. Erst dann wird die Stellung des Sanitätsbeamten in Bezug zum Publicum die Integrität gewinnen, welche die erste und nothwendigste Voraussetzung seiner gedeihlichen Wirksamkeit ist, und der Staat wird verlangen können, dass seine Interessen die ersten und die maassgebendsten in den Amtshandlungen des Sanitätsbeamten sind.

Neben der Ausübung der öffentlichen Gesundheitspflege dürfte diesem Sanitätsbeamten die medicinische Statistik seines Bezirks und die Handhabung der eigentlichen Medicinalpolizei übertragen werden.

Die medicinische Statistik bildet eine so wesentliche Grundlage der Gesundheitspflege, und wohl der Volkswirthschaft überhaupt, dass ihr nothwendig eine genaue Aufmerksamkeit geschenkt werden muss. Wird sie nicht in ihren Grundelementen von einer sachverständigen Hand gesammelt und rubricirt, so ist ihr Werth ein höchst zweifelhafter, und es ist allen möglichen Fehlschlüssen Thor und Thür geöffnet. Schon der Sammler der statistischen Daten muss einen Begriff von den zu machenden Schlussfolgerungen haben, er muss ferner eine persönliche Kenntniss der Verhältnisse haben, aus denen die Daten hervorgehen, damit er, da er doch nicht jedes Datum selbst eruiren kann, wenigstens die Kritik zu üben im Stande ist. Alle die Fragen über Häufigkeit der Ehen, der Geburten, über Mortalität und Morbilität in einer Bevölkerung gehören vor sein Forum; denn er wird als der

Kritiker des Bevölkerungslebens in seinem Bezirk allein im Stande sein, den nackten Zahlen Leben abzugewinnen und die sich daran knüpfenden Schlüsse in richtiger Weise zu formuliren. Mit dieser Thätigkeitsseite wird der Sanitätsbeamte, in der Gegenwart für die Ausübung der öffentlichen Gesundheitspflege thätig, die Fortbildung derselben für die Zukunft fördern, indem er das Material sammelt, um alte Grundsätze der Hygieine festzustellen oder neue Grundsätze derselben zu Tage zu fördern.

Dass dieses wichtige volkswirthschaftliche Gebiet bis jetzt aber fast noch ganz brach liegt, ist die nothwendige Folge der Stellung unserer Staatsärzte. Die Mehrzahl derselben hat keine Zeit zu solchen Arbeiten, weil die heilärztliche Thätigkeit sie zu sehr in Anspruch nimmt; will aber hier und dort ein Mal ein Staatsarzt seine Studien diesen wichtigen Fragen zuwenden, so wird er an tausend Thüren gehen müssen, um überhaupt Material und dann noch das dürftigste zu erhalten. Geht doch den Staatsärzten kein einziger auf alle diese Fragen bezüglicher Rapport zu, selbst da, wo sie gefertigt werden — was kümmert, so sagt man jetzt in Verkennung der Verhältnisse in der Regel, dergleichen den Arzt, er ist ja nur Techniker und hat mit der Administration nichts zu schaffen. So lange freilich solche Anschauungen maassgebend bleiben, wird die Statistik nur ein kummervolles Dasein führen, man wird sie da und dort als Paradepferd für irgend eine einzelne, zu bestätigende oder zu widerlegende Frage gebrauchen — aber eine Statistik des Bevölkerungslebens, die Anspruch darauf hat, nicht reines Facit eines beliebig aufgestellten Rechnungsexempels zu sein, wird man entbehren müssen. Nur in der Stellung eines Sanitätsbeamten, wie sie im Obigen hingestellt worden ist, wird die Personengrundlage für diese Studien gewonnen werden, deren Bedeutung für das practische Staatsleben bereits Anerkennung gefunden hat.

Ich habe schon oben darauf hingewiesen, dass ein solcher Sanitätsbeamter als erste Instanz einer Administrativjustiz in sanitätspolizeilichen Angelegenheiten dienen muss; dasselbe gilt von seiner Stellung zur Medicinalpolizei.

Wenn er seine Aufsicht über Apotheken, Heildiener und Hebeammen in der Weise wie bisher üben soll, d. h. dass ihm keinerlei Recht zusteht, eine Ordnungsstrafe zu verfügen, so muss man auf jede Medicinalpolizei, als illusorisch, verzichten. Denn ihre Wirksamkeit besteht gerade darin, dass alsbald auf das Vergehen die Strafe folgt. Sind wegen Medicinalübertretungen erst lange Berichte zu machen, die nach einem Vierteljahr vielleicht darauf hinauslaufen, dass eine Verwarnung ertheilt wird, so wird einmal inzwischen schon manches Unheil geschehen sein können, andererseits ist dann längst von dem Betreffenden die Uebertretung vergessen, und selbst ein Verweis erscheint als eine schreiende Ungerechtigkeit. Man nehme nur die Beispiele aus dem practischen Leben. Ein Apotheker hält ungenügende Medicamente. Er wird — wenn dergleichen überhaupt geschieht, was bei der jetzigen Stellung der Staatsärzte kaum zu verlangen ist — vom Staatsarzt gemahnt, bessere zu beschaffen. Er thut es nicht. Endlich sieht sich der Physicus zur Anzeige verpflichtet. Nach einem Vierteljahr erhält er den Bescheid, er könnte doch wohl Unrecht haben. Es bleibt in der Apotheke Alles beim Alten. Noch ein Jahr später kommt die Apothekenrevision. Sie findet dasselbe zu moniren, wie der Physicus. Es wird in's Protocoll geschrieben, und — die Sache bleibt beim Alten. Oder wie folgender Fall. Ein Wundarzt dispensirt homöopathisch. Der Physicus fragt bei ihm an, ob er das vorgeschriebene Examen gemacht habe, und erhält eine verneinende Antwort. Diess berichtet er weiter, und erhält darauf zum Bescheid, er müsse die einzelnen Fälle angeben mit Beweismitteln, in denen der Wundarzt homöopathisch dispensirt habe. Vermag in solchen Vorkommnissen irgend Jemand eine Medicinalpolizei zu erblicken? Gewiss nicht. So aber wird es bleiben, wenn man den Sanitätsbeamten auch in diesen Beziehungen die Rolle eines gewöhnlichen Denuncianten spielen lässt, wenn man ihm nicht volle amtliche Autorität mit eigener Executive einräumt.

Für alle die Beschwerden des heilärztlichen Standes über Apothekenwesen, über unberechtigte Uebergriffe des niederen Heilpersonals wird der Sanitätsbeamte der geeignete staatliche Repräsentant sein, der für Abhülfe zu sorgen hat. Umgekehrt wird die Anzeigepflicht der Aerzte bei ansteckenden Krankheiten sich an die Adresse des Sanitätsbeamten wenden müssen, und damit einmal aller Zweifel gehoben werden, der jetzt so oft obwaltet, ob der Local- oder der Landespolizei die Anzeigen gemacht werden sollen, andererseits einer solchen Anzeige jedes Odium in den Augen des Publicums, das jetzt noch fast durchgängig und nicht mit Unrecht stattfindet (denn das Publicum denkt, was geht es den Bürgermeister, den Ortsschulzen an, ob ich Scharlach oder eine andere Krankheit habe), genommen werde. Es wird dadurch klar gestellt, dass dergleichen Anzeigen rein im Interesse des öffentlichen Wohles geschehen, und es wird weder der anzeigende Arzt sich degradirt fühlen, wenn er aus seinem Berufe dem staatlich angestellten Collegen eine Mittheilung machen muss, noch das Publicum seine Privatgeheimnisse für profanirt erachten, wenn sie einem Arzte mitgetheilt werden, der die auszeichnende Stellung eines Staatsarztes einnimmt.

Endlich wird dieser Sanitätsbeamte die geeignete Person sein, um als Staatsanwalt das Pfuscherthum jeder Art und den Geheimmittelkram einerseits auszuforschen, andererseits vor den Gerichten des Landes nach den Gesetzen zu verfolgen. Denn leugnen wir es uns nur nicht ab, dass auch für diese, der Administrativjustiz naheliegende, aber bereits in das Criminalfach übergehende Seite der Medicinalpolizei den gewöhnlichen Behörden jede Fähigkeit der Taxation abgeht. Ist doch der Jurist ärztlicher Laie, und wird er sich wohl nicht veranlasst sehen, Daubitz'schen Kräuterliqueur zu verfolgen, wenn er vielleicht selbst, ein starker Hypochonder, in einem Gläschen Daubitz ein besseres, wenigstens bequemeres Heilmittel sieht, als in einer zweckmässigen Einrichtung seiner ganzen Diätetik.

Wenn ich in dem Voraufgehenden skizzenhaft — so weit es dem Zwecke dieses Aufsatzes entspricht — die Forderung von wirklichen Staatsärzten als die erste bezeichnet habe, welche im Interesse einer practisch wirksamen öffentlichen Gesundheitspflege zu erheben ist, so glaube ich, dass damit Alles geschehen ist, was die Aerzte dem Staate gegenüber darzulegen haben.

Sie haben dem Staate, der für seine Administration, für seine Justizpflege ärztliches Wissen gebraucht, zu sagen, dass er Heilärzte nicht gebrauchen kann, um diess Wissen sich in für staatliche Zwecke ausreichender Weise zur Disposition zu stellen, dass er vielmehr dazu Personen gebraucht, deren Bildung auf heilärztlicher Basis erwachsen ist, die aber darüber hinausgehen muss, dass die Stellung dieser Personen eine angesehene, ausreichend besoldete zu sein hat, und dass endlich diese Person mit amtlicher Initiative und Executive versehen sein muss.

Will der heilärztliche Stand sich, über die ihm bereits auferlegten Meldungen von gewissen Erkrankungen, und ihm noch neu aufzulegenden Berichterstattungen an den Staatsarzt hinaus, noch zu einer umfänglicheren Theilnahme an der öffentlichen Gesundheitspflege verstehen, so wird diess jedenfalls dankbar anzuerkennen sein; fordert er diess aber als ein Recht vom Staate, so mag er sich hüten, dass der Staat nicht diess Anerbieten acceptirt, und damit einer weiteren Sorge für die öffentliche Gesundheit sich für überhoben erklärt, dass namentlich die Schaffung von Staatsarztstellen im oben dargelegten Sinne hintangesetzt wird, und die öffentliche Gesundheitspflege in die theoretischen Bahnen von Conseils- und Commissions-Berathungen verrennt.

Ich kann daher auch diese Forderung nicht als eine solche ansehen, die der ärztliche Stand zu stellen hat, wohl aber möchte ich statt derselben die Forderung der Einrichtung wirklicher staatsärztlicher Stellen gestellt wissen, deren practische Ausführung nur financielle Schwierigkeiten hat, indem die Grösse preussischer Kreise durchschnittlich der Wirksamkeit Eines Sanitätsbeamten, die Grösse preussischer Kreisgerichtsbezirke der Wirksamkeit Eines Gerichtsarztes entsprechend sein dürfte. Die Ausbildung gediegenen staatsärztlichen Personenmaterials muss sich natürlich der Staat durch die geeigneten Einrichtungen an den deutschen Hochschulen angelegen sein lassen, für den Uebergang wird er mit dem vorhandenen sich begnügen müssen, aber gewiss auch dabei schon auf manch grösseres administratives Talent stossen, als er gewiss je geglaubt hat, im ärztlichen Stande zu begegnen.

IV.

Die vierte Proposition endlich verlangt, dass die Corporation zusammengeschlossener Aerzte mittelst selbstgewählter Abgeordneter bei den Staatsregierungen vertreten sei. Es soll also die Medicinalverwaltung des Staates entweder ausschliesslich in den Händen dieser Abgeordneten sein oder unter ihrem Beirath erfolgen. Gegen das Erstere würde sich jede Staatsregierung verwahren müssen, denn die Executive gebührt ihr; gegen das Letztere muss eingewendet werden, dass ein solcher Beirath wenig die Exactheit der Verwaltungsgeschäfte fördern würde, denn, wenn irgend wo, so ist im Polizeiwesen die alte Regel: „Die Verwaltung ist Sache eines Einzelnen," am meisten am Platze. Gegen Beides ist zu erinnern, dass darin eine exorbitante Forderung des ärztlichen Standes enthalten ist, die schon deshalb nicht befriedigt werden kann, weil alle anderen Stände denselben Anspruch mit gleichem Rechte erheben könnten.

Dass der Staat für seine Verwaltung, für seine Justizpflege ärztliches Wissen gebraucht, steht vollkommen fest, aber der Modus, ihm dasselbe durch den heilärztlichen Stand zu gewähren, hat keinen Vortheil für sich, wohl aber manche Nachtheile. Es ist schon oben auseinandergesetzt worden, dass das staatsärztliche Wissen ein anderes sein muss, als das heilärztliche. Ersteres muss zwar als **Basis** heilärztliches Wissen haben, aber es muss vielfach darüber hinausgehen, so dass **nach** Erwerb des heilärztlichen Wissens noch eine besondere Ausbildung für den Staatsarzt nothwendig wird, und zwar eine Ausbildung, um die sich der Heilarzt mit seinen Zwecken gar nicht kümmert. Darum kann der Staat sein Bedürfniss nach ärztlichem Wissen nicht einfach durch Befragen von Heilärzten oder den beständigen technischen Beirath derselben befriedigen — oder er lässt sich diese Offerte der Heilärzte gefallen, namentlich, wenn sie ihm als unentgeltliches Geschenk geboten wird, und wird in diesem Beirath nur unvollkommene Unterstützung seiner Zwecke finden. Das Erstere wird derjenige Staat thun, dem es Ernst ist mit der Pflege der öffentlichen Gesundheit; das Letztere dürfen **die** Aerzte nicht wünschen, welche eine practische, wirksame, öffentliche Gesundheitspflege für das nothwendige Attribut des modernen Staates halten.

Die Forderung an den Staat kann daher, soweit das allgemeine Interesse in's Auge gefasst wird, nur darin bestehen, dass er practisch wirksame, staatsärztliche Stellen schaffe, und sie mit zu Staatsärzten qualificirten Personen besetze, nicht aber darin, dass er sich von den Heilärzten seines Staatsgebietes die Personen stellen lasse, mit welchen er die Aufgaben der Administrativmedicin erledigen soll.

Soll aber durch diese Repräsentation nur das Interesse des ärztlichen Standes selbst gewahrt werden, so geht die Forderung über das Ziel hinaus. Diese Interessen können selbstredend nur darin bestehen, dass der Ausübung heilärztlicher Praxis ein gewisser Schutz zu Theil werde, etwa durch bessere Bestimmungen gegen Pfuscherei, durch Aenderung der Taxbestimmungen, durch Gewährung von Vorzugsrechten für ärztliche Forderungen, durch Gewährung eines besonders prompten Gerichtsverfahrens für dieselben u. a. m. Diess Alles aber sind Sachen, bei denen der Einfluss auf die gesetzgebende, aber nicht die executive Gewalt im Staate geübt werden muss. Zur Anregung des gesetzgebenden Factors aber bedarf es keiner staatlich anerkannten Corporation, noch einer amtlichen Vertretung derselben; die Ausübung eines erhöhten Druckes auf die Gesetzgebung durch eine Vertretung bei der Executive kann aber der heilärztliche Stand rechtlich nicht fordern, ohne dasselbe Recht allen anderen Ständen zuzugestehen. Damit aber würde die Grundidee des modernen Staates erschüttert werden, der bis jetzt wenigstens kein besseres Mittel gefunden hat, um den Interessen aller Stände in der Gesetzgebung gerecht zu werden, als allgemeine Volksrepräsentation.

Der heilärztliche Stand muss daher mit seinen Forderungen an die staatliche Gesetzgebung für seine eigenen Interessen auf die Agitation im Stande selbst hingewiesen werden. Auf diesem Wege allein wird er dahin gelangen können, dasjenige, was er für sich wünscht, durch Massenpetitionen vor die Staatsgewalt zu bringen, nicht aber durch eine Vertretung bei den Staatsregierungen, welche, wenn sie im reinen Interesse des ärztlichen Standes erfolgen soll, der Staat ablehnen muss, wenn sie für Zwecke der öffentlichen Gesundheitspflege dienen soll, der ärztliche Stand nicht anbieten darf.

Es kann aber auch durch diese Vertretung eine Reglementirung des ärztlichen Standes in seinen äusseren Verhältnissen, z. B. in Bezug auf Domicilirung etc., vielleicht auch in seinen inneren Verhältnissen, der Art und Weise der Ausübung der ärztlichen Kunst, angebahnt werden sollen. Gegen Letzteres würden gewiss alle Aerzte protestiren, da eine Aufsicht dieser Art, wenn sie überhaupt möglich, eine höchst zweischneidige Waffe wäre, die vielleicht da und dort einmal einen unwürdigen Künstler treffen, in summa aber der Kunst selbst die tiefsten Wunden schlagen würde. Die Heilkunst muss in ihrer heilärztlichen Seite die vollkommenste Freiheit geniessen, um zu gedeihen. Man darf sie nicht einmal in die Fesseln einer medicinischen Schule, viel weniger in die einer bureaucratischen Reglementirung spannen, ohne sie ihres Wesens, das in kritischer Forschung aller Naturerscheinungen, fern vom blinden Autoritätsglauben, besteht, vollständig zu entkleiden. Mit seinem künstlerischen Handeln kann der Arzt nur unter den allgemeinen Strafgesetzen stehen; das Innehalten medicinal-polizeilicher Restrictionen, die dem Arzte im allgemeinen Interesse auferlegt sind, zu sichern, ist Sache der Staatsärzte.

Für eine Reglementirung der Aerzte in ihren äusseren Verhältnissen, z. B. Domicilirung oder Schaffung von ausgedehnten Districtsarztstellen, sind zwar öfter ärztliche Stimmen aufgetreten, und es dürften diese Wünsche vielleicht einen grösseren Umfang gewinnen, wenn diese Angelegenheit durch eine scheinbare Selbstregierung (!), die aber nöthig hat, sich stark an den Staat anzulehnen, der Aerzte selbst regulirt würde. Allein das Streben unserer Zeit ist den Monopolen so entgegen, dass der ärztliche Stand, selbst wenn er in sich mit Schaffung desselben für seine Angehörigen einig würde, nicht weniger wie alle anderen Stände gegen sich haben würde. Und würden solche Monopole wohl zugestanden werden, ohne auf der anderen Seite wesentliche Concessionen von den Aerzten zu verlangen, die der ärztliche Stand als solcher nicht wird gewähren wollen?

Ich vermag daher in einer Vertretung des heilärztlichen Standes bei den Staatsregierungen nach keiner Seite hin Vortheile zu erblicken, wohl aber Nachtheile, die auf den Stand selbst zurückfallen, ja in summa einen über das Maass hinausgehenden Anspruch. Denn es wird dadurch ein Hinderniss geschaffen, dass der ärztliche Stand sich vollständig von allen jenen Beziehungen zum Staate losmache, welche aus der falschen Ansicht, dass der Arzt ein mittelbarer Staatsdiener sei, entstanden sind, und es werden die naturgemässen Bestrebungen in falsche Bahnen gelenkt, welche dahin gehen müssen, dass die Stellung des Arztes als die eines gewerbtreibenden Künstlers, dem im Interesse öffentlichen Wohles zwar gewisse polizeiliche Verpflichtuugen auferlegt werden müssen, mit vollständiger Emancipation von staatlicher Bevormundung anerkannt werde. Dann, wenn diese Emancipation erreicht, das Heilarztthum vom Staatsarztthum geschieden ist, wird es auch vielleicht gelingen, das genossenschaftliche Leben in dem heilärztlichen Stande zu erwecken, und vom genossenschaftlichen Boden aus eine gewisse Reglementirung und Selbstregierung innerhalb des Standes einzuführen, welche bei Anrufung des Staates zur Incorporirung ein künstliches Gebäude und eine Illusion bleiben würde. Heilärztliche Thätigkeit kann gedeihen ohne jede Beziehung zum Staat; darum emancipire sich der heilärztliche Stand von jeder wirklichen Bevormundung desselben und bilde eine Künstlergenossenschaft, die, über den Staat hinausreichend, die gesammte Nation umfasst. Die Staatskrücke ist nicht der Weg, auf dem diese Künstlergemeinschaft zu erreichen ist, und durch Offerten dieser Künstler sich für Staatszwecke zur Disposition zu stellen — selbst wenn die Annahme seitens des Staates zweckmässig wäre — wird nur die alte Unklarheit in der Stellung der Aerzte im Staate erhalten, nicht aber das Neue geschaffen, was in seinen Wirkungen allen Staatsangehörigen zu Gute zu kommen bestimmt ist.

Mit der Ablehnung dieser Propositionen und zugleich dem Anerkenntniss, dass neue Verhältnisse für den ärztlichen Stand zu schaffen wünschenswerth ist, gilt es, die bei obiger Besprechung angedeuteten Forderungen zu formuliren.

Diess muss dahin geschehen:

1) Emancipation des heilärztlichen Standes durch Uebertragung der heilärztlichen Prüfung von staatlich eingesetzten Examinationsbehörden auf die Hochschulen, und durch Aufhebung derjenigen Bestimmungen, welche in der Anschauung begründet sind, dass die Aerzte mittelbare Staatsdiener sind.

2) Stellung des heilärztlichen Standes als gewerbtreibenden Künstlerstandes, dem gewisse polizeiliche Verpflichtungen im Interesse des öffentlichen Wohles auferlegt werden.

3) Schaffung besonderer, vollkommen im Range und Gehalt von Staatsdienern stehender Staatsärzte, womöglich mit der Trennung in Sanitätsbeamte und Gerichtsärzte den Personen nach, denen heilärztliche Praxis entweder gar nicht oder nur in beschränktem Maasse gestattet ist.

4) Einrichtungen staatsärztlicher Lehrstühle als besondere ordentliche Professuren auf den Universitäten.

5) Organisation des staatsärztlichen Dienstes.

Zur letzten Forderung noch einige Erläuterungen:

Est ist vielfach und oft an erster Stelle bei Behandlung der Frage von Medicinalreformen darüber geklagt worden, dass in den meisten Ländern der Chef der Medicinalverwaltung ein Nichtarzt ist [1]), und man hat an die Besetzung dieser Stelle mit einem Arzt die weitgehendsten Hoffnungen geknüpft. Ich glaube aber, dass damit äusserst wenig geschehen ist, wenngleich ich diese Forderung für die Zukunft für durchaus begründet erachte. Das Erste ist und bleibt überhaupt Einrichtungen staatsärztlicher Stellen in der vorgeschlagenen Weise, und von da aus Aufbauung der staatsärztlichen Bureaucratie in der Art, dass das Einnehmen einer höheren Stellung nothwendig bedingt wird durch längeren und bewährten practischen Dienst in den niederen.

Als die nächste Stellung über den Sanitätsbeamten, denen ein geographischer Bezirk von circa 10 Quadratmeilen überwiesen wird, hat der Medicinalinspector des Bezirks, welcher wesentlich nur Controlbeamter der niedrigsten Charge des staatsärztlichen Dienstes ist, zu stehen. Er ist ein selbstständiger und allein stehender Beamter, der mit der Bezirksregierung in keinem directeren Connex steht, als dass er sanitätliche Vorschläge, welche andere Branchen der Verwaltung

[1]) Dr. Fr. Hoffmann (Henke Archiv f Staatsarzneikunde 1863, Heft 4, S. 270) hat die thatsächlich bestehenden Verhältnisse dahin zusammengestellt: a) in 17 Staaten mit 21067117 Einwohnern (darunter Preussen aber nur mit 13628318 Einwohnern veranschlagt) ist ein Nichtarzt Chef des Medicinalwesens; b) in 6 Staaten mit 13582366 Einwohnern (darunter Oesterreich mit 13250000 Einwohnern) zwar ein Arzt, der aber nie im niederen staatsärztlichen Dienste war; c) in 11 Staaten (Bayern, Hannover, Sachsen, Sachsen-Weimar, Sachsen-Meiningen, Anhalt-Dessau, Anhalt-Bernburg, Waldeck, Reuss-Schleiz-Lobenstein, Lichtenstein, Hessen-Homburg) mit 9365598 Einwohnern ein Chef, der im niederen staatsärztlichen Dienste gewesen, beziehentlich noch ist.

berühren, der Regierung machen und auf eigenes oder regierungsseitiges Verlangen persönlich im Collegio rechtfertigen kann. Im Uebrigen ist er nur die geschäftliche Mittelsperson zwischen den einzelnen Sanitätsbeamten und der Medicinalabtheilung des Ministeriums.

Die Medicinalabtheilung des Ministeriums ist der Centralpunct für alle Medicinalangelegenheiten, die Recursinstanz für die Verfügungen der Sanitätsbeamten in den Sachen, welche im Wege der Administrativjustiz erledigt werden, die Prüfungsbehörde für diejenigen Heilärzte, welche sich zu Staatsärzten qualificiren wollen, die einzige Behörde, von welcher Verordnungen im Sanitätswesen ausgehen können, und die dasjenige, was von diesen Bestimmungen Gesetz werden muss, für den gesetzgebenden Factor vorbereitet, die einzige Disciplinarbehörde für die Staatsärzte.

Wird die allerdings wünschenswerthe Trennung der Stellung der Sanitätsbeamten von den Gerichtsärzten beliebt, so muss das Ministerium eine besondere Abtheilung für die gerichtsärztliche Seite des Staatsarztthums enthalten, die allerdings wegen der geringeren Geschäfte einen geringeren Personenstand haben kann. Sie würde dann die Prüfung der Heilärzte zu Gerichtsärzten und ihre Anstellung haben.

Eine feststehende Instanz technischer Art über den Gerichtsärzten ist nicht nothwendiges Erforderniss. Die für die Rechtspflege nothwendigen Superarbitrien werden von drei zusammentretenden Gerichtsärzten des Bezirks, welche alljährlich vom Ministerium aus im Voraus designirt werden, abgefasst. Mit dieser technischen Instanz könnte es füglich für die Praxis sein Bewenden haben, etwas Anderes dagegen ist, ob die nachträgliche Beurtheilung der erstatteten Gutachten, wie diess in Preussen Sitte ist, noch ferner stattfinden soll. Ich würde für diese im Allgemeinen sowohl sachlich, wie für die nähere Kenntniss der Leistungen der Gerichtsärzte vortreffliche Einrichtung stimmen.

Sind die Reformen im Medicinalwesen so durchgeführt, ist ein besonderes staatsärztliches Beamtenthum geschaffen worden, dann wird auch von selbst sich ergeben, dass der Chef desselben gleichfalls ein Arzt sein muss. Bis dahin aber wollen wir nicht ohne Weiteres den nichtärztlichen Medicinalchefs ein generelles Misstrauensvotum geben, sondern vielmehr anerkennen, dass sie jetzt, wo Heilarzt- und Staatsarztthum bis in die höchsten Branchen ungeschieden vermischt ist, und oft heilärztliche Vorzüge die Einräumung einer maassgebenden hohen staatsärztlichen Stelle herbeiführen, wohl mehr als eine blos zufällige oder gar gegen das Interesse des ärztlichen Standes beabsichtigte Einrichtung sind.

Berichtigungen.

S. 6. Z. 8 v. u. l.: dann noch st.: dennoch
S. 13. Z. 2 v. u. l.: Jagen st.: Lager
S. 33. Z. 17 v. o. l.: je grösser die st.: je grössere

Druck von Georg Reimer in Berlin.

FSC
www.fsc.org
MIX
Papier | Fördert gute Waldnutzung
FSC® C083411

Zeitfracht Medien GmbH
Ferdinand-Jühlke-Straße 7
99095 Erfurt, Deutschland
produktsicherheit@kolibri360.de